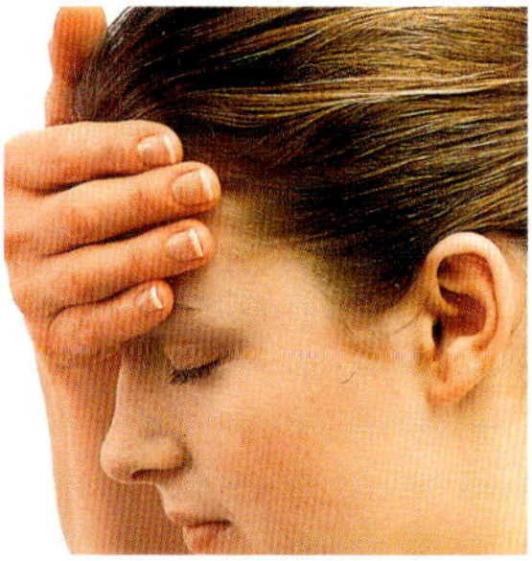

Kopf-massage

BELLAVISTA

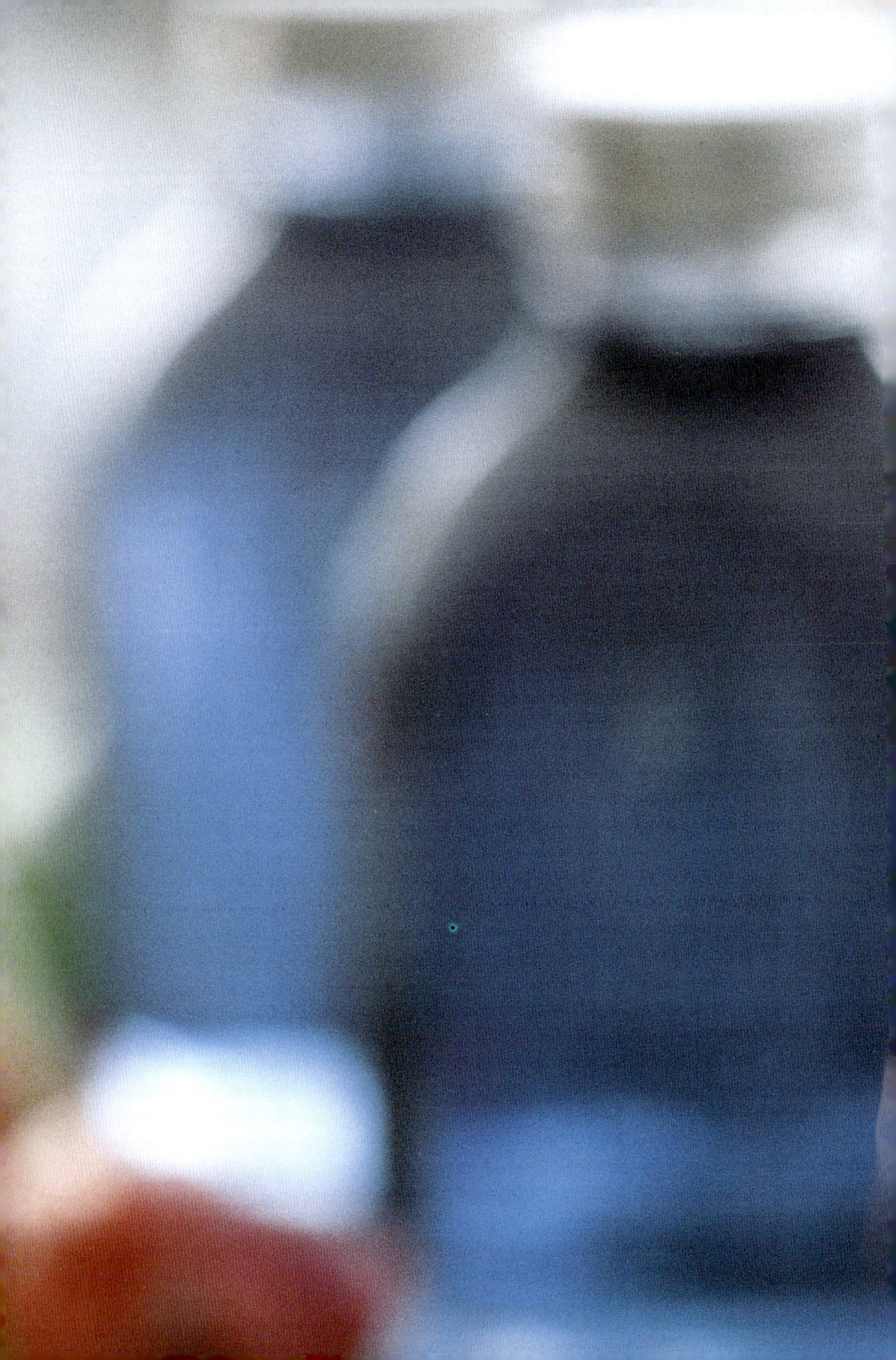

Kopf-
massage

Rosalind Widdowson

Originalausgabe © 2004 Octopus Publishing Group Ltd
Hamlyn Octopus, ein Imprint der Octopus Publishing Group Ltd
2-4 Heron Quays, Docklands, London E14 4JP

Originaltitel: Head Massage. Soothing massage for stress, headaches and low energy

BELLAVISTA, ein Imprint der Verlag Karl Müller GmbH, Köln

Text: Rosalind Widdowson
Übersetzung: Susanne Jordans (für rheinConcept)
Lektorat: Claudia Dziallas
Herstellung: Ursula Schümer
Umschlaggestaltung: Christian Gaiduk, Köln
Bildnachweis Umschlag: CORBIS
Redaktion und Satz: rheinConcept
Druck und Bindung: Toppan Ltd.

Printed in China
ISBN: 3-8336-0282-1
www.bellavista-verlag.de

Inhalt

Einführung

Schon als junge Frau kundschaftete ich alle möglichen interessanten Themenbereiche aus und sammelte eifrig neue Erfahrungen. Ich erinnere mich an meine ersten Eindrücke aus dieser Zeit: Afrikanische Babys werden in einem Fluss gebadet und anschließend mit Vaseline eingecremt, bis ihre Haut schön glänzt. Seitdem bin ich von der Art und Weise, wie afrikanische Mütter ihre Kinder behandeln, begeistert. Die Mütter verbringen oft Stunden im Stehen arbeitend. Unterdessen sind die Babys in Wolldecken am Bauch ihrer Mutter festgebunden. Ich kann mich nicht erinnern, dass auch nur ein Kind je geweint hat. Ich bin überzeugt, dass das Wohlbefinden der Kinder von ihrem täglichen Bad und der folgenden Massage herrührt. Auch der ständige Körperkontakt mit der Mutter und das daraus resultierende ständige Wiegen wirken sich positiv aus.

Während meiner Tätigkeit als Naturheilkundlerin hat Berührung stets eine große Rolle gespielt. Ich habe eine Technik zur Selbstmassage entwickelt, um meine Yoga-Übungen und meine Hiki-Massage zu verbessern. Erstaunliche Erfolge erlebe ich bei Patienten, die sich vor Berührung scheuen, mit Kopfwickeln. Das gilt insbesondere für diejenigen, die unter einem Trauma leiden oder physische bzw. starke psychische Schmerzen empfinden. Diese Spezialtechnik wird immer weiter entwickelt. Vor kurzem setzte ich sie in einer deutschen Krebsklinik ein. Mittlerweile kommt sie auch bei meinen Entgiftungs- und Anti-Stress-Behandlungen zum Einsatz. Ich fühlte mich erstmals vor langer Zeit zu meinem Hiki-Ansatz durch die Worte Mahatma Gandhis inspiriert: „Keine Kultur kann überleben, wenn sie versucht, exklusiv zu sein." Dieser Satz spornte mich an, weltweit viele unterschiedliche und wundervolle Ansätze zu entdecken und in meine Arbeit zu integrieren. Während meiner häufigen Reisen durfte ich von vielen Meistern lernen. All dies ist in meine große Sammlung unterschiedlicher Massagetechniken eingeflossen. Hiki basiert prinzipiell auf dem Prinzip der Balance. Dabei bezieht sich diese Balance nicht nur auf die Körperenergien, sondern auch auf die Umgebung, in der Hiki praktiziert wird: Sie muss die Wirksamkeit der Anwendungen widerspiegeln und gleichzeitig auch verstärken. Auf gewissermaßen osmotische Weise absorbieren wir die Energien, die uns umgeben. Die Umgebung, die wir uns schaffen, beeinflusst in hohem Maße unsere Ruhe- und Aktivitätsphasen.

Denn die Präsenz der mystischen Elemente Ki, Chi oder Prana bestimmt die Realität und die nicht wahrnehmbare Welt. Diese Elemente sind das wirksame Substrat und die Intelligenz, die alle Dinge des Lebens kontrolliert. Solange wir leben, durchdringt das Ki unseren gesamten Körper und hält seine Funktionen aufrecht. Die wichtigste Funktion der Hiki-Massage ist es, den Fluss dieser Lebensenergie in uns anzuregen und in die richtige Richtung zu lenken. Je mehr Ki in die Zellen dringt, desto langsamer verlieren wir an allgemeiner Lebensenergie. Dieser gleichmäßige Fluss fehlt kranken Menschen: Ihr Ki fließt nicht sanft durch sie hindurch.

Die Hauptfunktion des Hiki ist es, die Balance unter allen Umständen im Fluss zu halten, auch wenn die äußeren Bedingungen des Patienten ungünstig sind. Der Patient bereitet seinen Körper, Geist und seine Umwelt auf die Anwendung vor. Nach der Anwendung praktiziert er ein einfaches Reinigungsritual. Dieses Ritual ist eine Bewegungsmeditation und kann leicht von jedem nachvollzogen werden. Je mehr Übung Sie haben, desto feinfühliger wird Ihre Berührung. Sorgenfalten können alleine schon durch die Kraft der Berührung geglättet werden. Es gibt Patienten, die mittlerweile ein Gesicht von zeitloser Schönheit besitzen.

Dieses Buch möchte Ihnen die grundlegenden Techniken der Übungen nahe bringen – so wie sie weltweit von unterschiedlichen Völkern praktiziert werden. Einige von ihnen nutzen immer noch selbst entwickelte alte Hausmittel. Im zweiten Teil des Buchs wird in die Neuzeit gewechselt und ich stelle ihnen die modernen Interpretationen von Meridianen und Chakren kennen.

Die Kopfmassage ist perfekt, um mentalen Stress rechtzeitig abzubauen, bevor sich Langzeitschäden wie Depressionen oder Ängste daraus entwickeln können. Jeder von uns besitzt die Kraft zur Selbstheilung. Unsere Hände halten diese Kraft bereit. Setzen Sie sie ein, um sich und Ihrer Familie zu einer besseren Lebensqualität zu verhelfen.

Als ich dieses Buch schrieb, hatte ich bereits mehr als 35 Jahre Erfahrung als Naturheilpraktikerin hinter mir. Dabei setze ich sowohl orientalische als auch klassisch-westliche Massagetechniken ein. Vor kurzem konnte ich dann endlich das erste Hiki-Trainer-Seminar geben. Jeder Tag bietet für mich weiterhin viele Herausforderungen. All meine Seminare werden sich konsequent weiterentwickeln und Techniken integrieren, von denen ich heute noch gar nichts ahne.

Die Kopfmassage ist eine klassische Therapie, die von jedem neuen Anwender und Auszubildenden anders erlebt wird. Die moderne Medizin hat gerade erst angefangen, all diese Komplementärtherapien als sinnvolle Alternative für ihre Patienten anzuerkennen. Auch hier werden bald die letzten verbreiteten Vorurteile der Vergangenheit angehören. Gesundheit bedeutet nämlich nicht nur, Chemie in Tablettenform zu sich zu nehmen. Wahre Gesundheit liegt vielmehr in der Verantwortung jedes Einzelnen.

Ich wünsche Ihnen auf Ihrer Reise zu einer besseren Gesundheit und mehr Wohlbefinden von Herzen alles erdenklich Gute.

Ursprünge und Geschichte der Kopfmassage

Die Massage ist die vielleicht älteste Therapie der Menschheit. Das erste schriftliche Zeugnis stammt vermutlich aus dem Jahr 3000 v. Chr. Das Ayur Vedam, die indische Heilige Schrift und das stabile Fundament der Ayurveda-Medizin, wurde etwa 1800 v. Chr. verfasst. Massage-Darstellungen tauchen auch bereits an vielen altägyptischen Tempeln und Grabstätten auf.

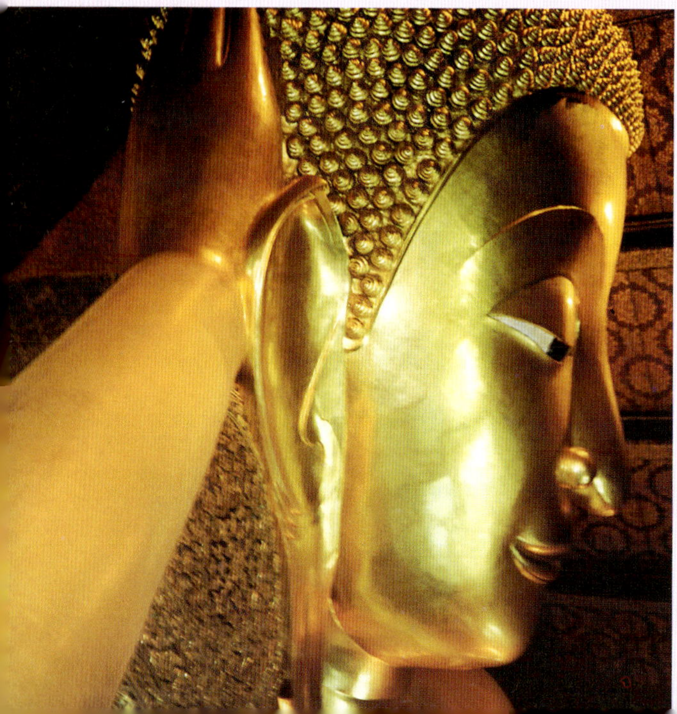

Der chinesische Text Nei Ching, vom berühmten „Gelben Kaiser" vor 3.000 Jahren geschrieben, erklärt bis ins letzte Detail die klassische Theorie und Praxis orientalischer Medizin, wobei die Massage oft erwähnt wird. Den alten griechischen und römischen Ärzten galt die Massage als ein Hauptwerkzeug zur Heilung und Schmerzbekämpfung. 400 v. Chr. schrieb Hippokrates, der Vater der modernen Medizin: „Ein Arzt muss viele Dinge beherrschen, aber auf jeden Fall die Kunst des Reibens … Denn die Reibetechnik kann ein loses Gelenk festigen und ein steifes wieder lösen." Einflussreiche Autoren wie Sokrates, Plato und der Naturalist Plinius d. Ä. wissen alle Geschichten rund um die Massage zu erzählen.

Die Massage und besonders das Handauflegen wurden von beinahe allen Religionen anerkannt. Dies ist an entsprechenden Texten zu belegen. Im Osten wurde Massage immer als wichtige Praktik für medizinische und heilende Tätigkeiten eingestuft. Im Mittelalter fiel die Massage in Ungnade, da die Christen ihre Ablehnung des Körperlichen und der „weltlichen Freuden" nicht mit dem Genuss der Massage in Einklang bringen konnten. Erst in der Renaissance war sie wieder anerkannt. Europa wurde letztendlich durch den Schweden Per Henrik Ling zur Massage zurückgeführt. Seine Technik ist als „Schwedische Massage" bekannt.

China, Japan, Indien, Ägypten, Griechenland und Rom haben alle dazu beigetragen, dem Reichtum der Massagetechniken zu dem hohen Standard zu verhelfen, auf dem wir uns heute befinden.

Mehr und mehr entwickelt sich Massage zur Selbst-Therapie. In diesem Bereich ist die Kopfmassage die Königin aller Massagetechniken. Sie ist die perfekte Anwendung zur Stressbewältigung und beugt chronischen Krankheiten vor.

Die besondere Wirksamkeit der Kopfmassage liegt in ihrer einzigartigen Kommunikation ohne Worte. Es ist, als betrete man ein bis dahin verbotenes, inneres Reich, um dort den Menschen zu

heilen und neu zu beleben. Dieses Innehalten ist faszinierend. Je mehr Anwendungen Sie durchführen, desto nachhaltiger wird die Wirkung sein. Der Stress wird schließlich ganz verschwinden.

Die Technik der Massage ist seit Jahrtausenden erprobt. Die Alten wussten, wie sie ihre Hände einzusetzen hatten, lange, bevor die allopathische Medizin überhaupt erfunden war. Die traditionelle Schule der Kopfmassage hütet ihre Geschichte in der Massageschule von Wat Po, Bangkok. Hier ruht der Ruhende Buddha. Hier befinden sich die alten Texte und Diagramme von den Meridianen, die so wichtig für Heilpraktiker sind. Sowohl die religiösen Schüler als auch die zahlreichen Touristen spüren die Anziehungskraft dieser Zeugen der Geschichte. Die Massageschule von Wat Po ist ein wunderbares Beispiel dafür, dass die alte Kunst der Massage in unserer modernen Kultur weiterlebt.

Unten links: Der Ruhende Buddha, Wat Po, Bangkok, Thailand.

Unten: Diagramme der Meridiane in der Traditionellen Massageschule in Wat Po.

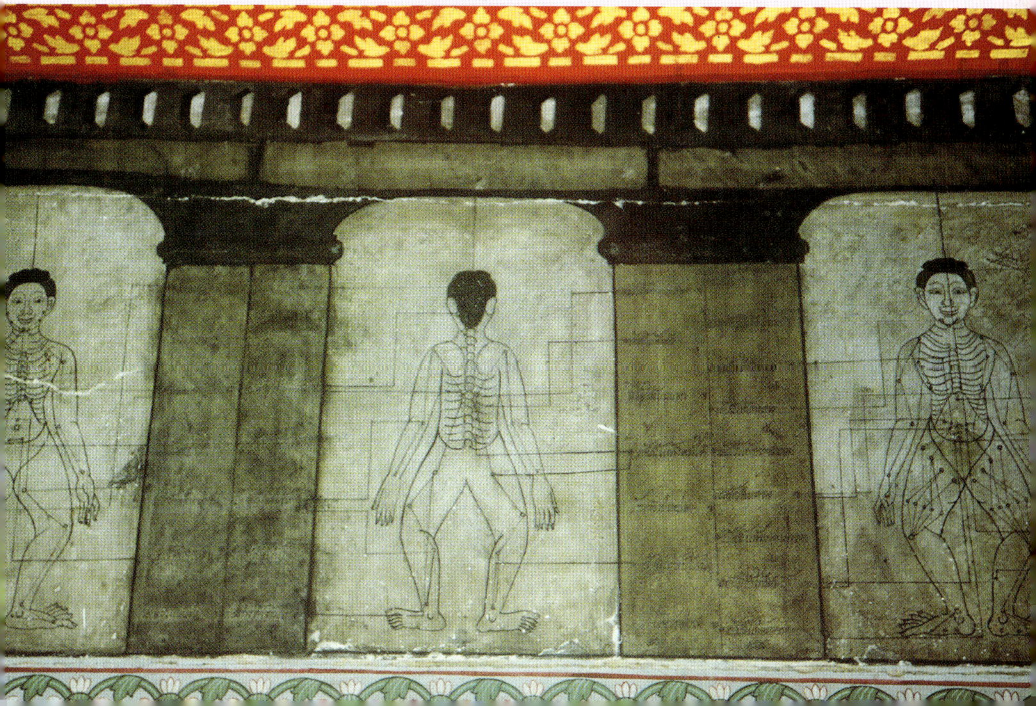

Auswirkungen auf Körper und Geist

Die Balance, die Sie mit der Massage erreichen, ebnet Ihnen den Weg zu Gesundheit und Heilung. Sie werden in Harmonie mit der Natur und sich selbst leben. Im Folgenden finden Sie eine kurze Auflistung der positiven Effeke der Massage.

Sucht
Massage hilft dem Suchtpatienten, sich wieder dem natürlichen Lebensrhythmus anzuschließen. Der Kranke gewinnt ein Gefühl des inneren Friedens, das wiederum den inneren Fluss des Heilungsprozesses anregt.

Altern
Kopfmassage kann den Alterungsprozess verzögern, denn sie hält Körper und Geist fit.

AIDS
Die speziellen Wickeltechniken der Kopfmassage können Aidskranken helfen. Dies wurde in Kliniken in Thailand, St. Lucia, Griechenland, Deutschland und England bereits erfolgreich getestet. Zusätzlich erzeugt das sanfte, wellenartige Streichen Ruhe und Wohlbefinden.

Körperfunktionen
Die professionelle Stimulation bestimmter Pressurpunkte können lebenswichtige Stoffwechselfunktionen wieder ins Gleichgewicht bringen. Körperliche Beschwerden wie Asthma, Bronchitis, Blutdruck, Verstopfung, Magenverstimmung, Hautprobleme sowie psychische und körperliche Beschwerden werden gelindert.

Hirntraining
Die Blockade der feinen Energielinien kann durch die Kopfmassage aufgehoben werden. So wird die Sauerstoffzufuhr zum Gehirn angeregt, stressbedingte Spannungen werden abgebaut.

Krebs
Selbsthilfe-Therapie und Kopfwickel erleichtern Krebspatienten das Leben mit der Krankheit.

Kreislauf
Die Kreislauffunktion kann stark verbessert werden, sodass kalte Gliedmaßen kein Thema mehr sind. Kopfmassage wirkt außerdem gegen Krämpfe, Menstruationsbeschwerden, Unwohlsein in den Wechseljahren, Kopfschmerzen.

Schuppen
Bestimmte Öle und regelmäßige Kopfmassagen beheben dieses vergleichsweise kleine Problem.

Depressionen und Ängste
Unser Körper funktioniert wie ein Computer: Er speichert Schmerzen und Leiden. Ein Masseur kann aber in diesen Mechanismus eingreifen. Der Tastsinn ist einer der ersten Sinne, die wir entwickeln. Berührung kann Zuneigung ausdrücken und sogar heilen.

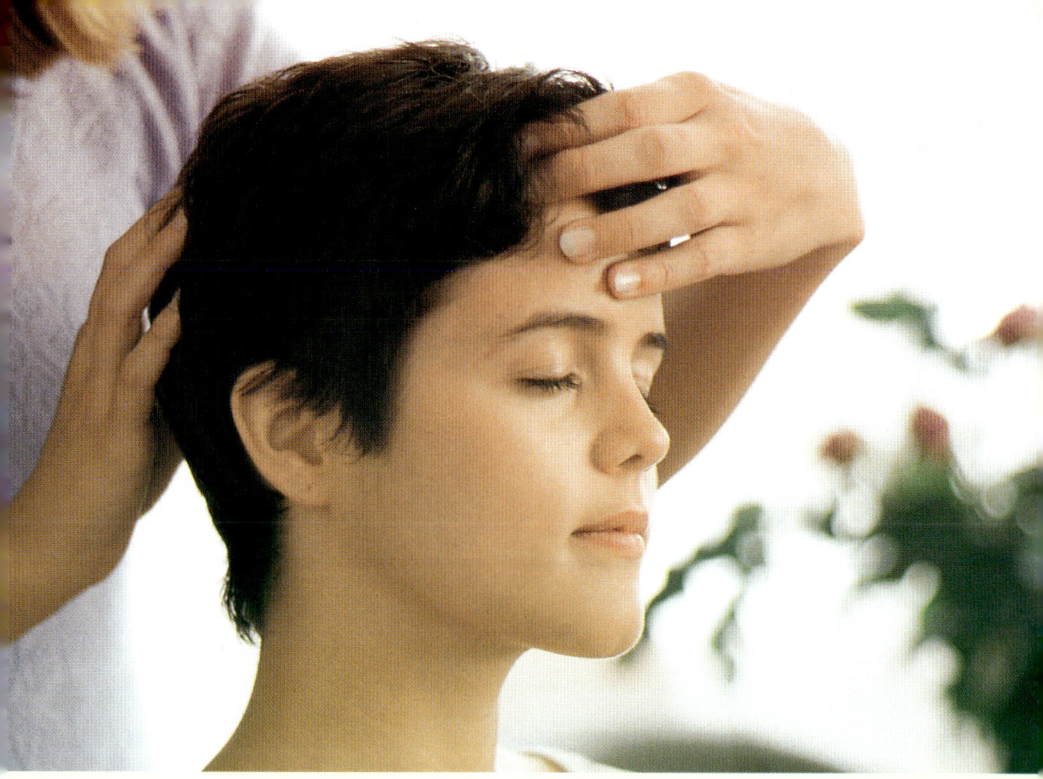

Diurese/Harnfluss

Kopfmassage stimuliert den Harnfluss, der reinigend und entgiftend wirkt. Sie aktiviert das Lymphsystem und löst Blockaden.

Elektromagnetische Energie

Diese wird durch gezielte Massagetechniken neu ausgerichtet.

Emotionale Traumata

Hier kann unmittelbar Linderung verschafft werden, wenn man die Kopfmassage einfühlsam und vorsichtig anwendet.

Haar und Kopfhaut

Kopfmassage hält Haarausfall und Glatzenbildung auf und wirkt frühzeitigem Ergrauen der Haare entgegen. Zu trockene oder zu fettige Kopfhaut erhält ihr natürliches Gleichgewicht zurück.

Kopfschmerzen und Migräne

Kopfmassage reguliert den Kopfdruck, macht die Nasennebenhöhlen frei und entspannt Nacken- und Schultermuskeln sowie die Augen.

Hormone

Durch die positive Einwirkung auf die Hirnanhangdrüse (reguliert die Hormondrüsen) funktioniert diese wichtige Drüse optimal.

Immunsystem

Das Lösen von Blockaden verhilft dem Patienten zu mehr Widerstandskraft bei Krankheiten.

Geistige Klarheit und Konzentration

Den Geist zu besänftigen hilft einem dabei, ungute Gedanken zu vertreiben. Man wird insgesamt gelassener und ruhiger.

Verstand und Erinnerungsvermögen

Blockiertes Ki – die Energie in unserem Körper – wird sorgfältig beseitigt. Massagestreichungen und gezielte Körperausrichtung verringern die Tendenz zur Tagträumerei. Diese Bewegungen ähneln einer Meditation, die Sie sanft auf den Weg zur spirituellen Selbstfindung führt.

Gesichts-Lifting

Ein Lächeln ist das beste Gesichts-Lifting. Kopfmassage bringt das Lächeln in die Gesichter zurück und lässt Angst, Anspannung, Stress und Müdigkeit verschwinden.

Nervensystem

Massage beseitigt Müdigkeit, angestauten Stress und Sorgen. Das komplex funktionierende Nervensystem wird beruhigt, entspannt und gestärkt.

Stressbelastet leben

Unsere Hormondrüsen schütten chemische Botenstoffe aus, die den Stoffwechsel, die Stimmungen und die Sexualität steuern. Funktioniert das System reibungslos, sind wir positiv denkende Menschen, neugierig und lebenshungrig. Funktioniert das System nicht – aufgrund physischer, emotionaler oder mentaler Störungen – entsteht ein Ungleichgewicht, es werden zu viele oder zu wenig Hormone produziert. Die Folge ist Stress.

Das moderne Leben setzt uns mächtig unter Druck. Wir sehen uns mit Problemen konfrontiert, die wir nicht regeln können. Die Antwort ist eine Überproduktion an Hormonen, die uns auf eine besonders große mentale oder körperliche Leistung vorbereiten will. Unsere Vorfahren benötigten diesen Hormonschub nur kurz in einer Gefahrensituation, wir können Hormonschübe oft über lange Zeiträume vertragen, nur um mit dem Alltag zurechtzukommen. Chronischer Stress entsteht. Werden über längere Zeit hohe Dosen des Stresshormons Cortisol ausgeschüttet, wird das Immunsystem geschwächt. Wir werden anfällig für Viren, Herzinfarkte, verschiedene Arten von Krebs und zahlreiche andere Krankheiten.

Manche Menschen, gefangen in ihrer Alltagstretmühle, wissen gar nicht, dass sie unter Stress leiden. Bedenken werden einfach weggewischt.

Im 21. Jahrhundert ist Stress eine der Hauptursachen vieler Krankheitsbilder. Deswegen: Halten Sie hier und da inne, gönnen Sie sich eine Auszeit. Gerade das aber fällt vielen Menschen sehr schwer.

Stattdessen reißen wir uns zusammen, geben nicht zu, dass unsere Energien erschöpft sind, sondern schützen die letzten uns verbliebenen Kraftreserven. Anstatt auszushlafen, verstecken wir die Augenringe unter Makup. Wir fahren ein schnelleres Auto, um eher am Arbeitsplatz zu sein. Statt eines Spaziergangs zum Kräfte tanken hilft Kaffee und Zigarette. Durchhalten um jeden Preis.

Leider bewahrheitet sich der alte Spruch immer wieder: „Wenn der Erfolg wächst, schwindet die Gesundheit." Und die Weisheit, dass „der, der mit dem wenigsten Gepäck reist, am weitesten kommt", rückt in die Ferne. Je mehr Verantwortung wir tragen, desto schwerer tragen wir an unserer Last. Wir bewegen uns nicht mehr leichten Fußes, sondern krallen unsere Zehen in die Erde, um dort unsere Spuren zu hinterlassen.

Schnell leben bedeutet auch oft, Fast Food zu essen – zu viel, zu süß, zu fettreich. Wir nehmen mehr und mehr Alkohol zu uns – und am nächsten Tag Tabletten, um den Kater zu bekämpfen. Irgendwann steht uns dieses Leben dann ins Gesicht geschrieben. Beginnen Sie mit der Kopfmassage – Ihre Hände weisen Ihnen den Weg in ein besseres und gesünderes Leben.

Stressfrei leben

Es gibt viele gute und anerkannte Anwendungen, Stress abzubauen und den Teufelskreis Dauerstress zu durchbrechen. Im Folgenden stelle ich einige davon vor.

Positiv denken

Sorgen und Ängste sind ein Fluch, besonders für Menschen mit verminderter Energie und wenig rosigen Zukunftsaussichten. Dabei sind diese Sorgen nicht „real". Der Glaube an sich selbst lässt die Sorgen urplötzlich verschwinden. Hören Sie auf, sich Sorgen zu machen. Sorgen schwächen die Willenskraft und die Nerven. Sorgen bringen Unordnung in die Gedanken und lassen den Körper schneller altern. Sagen Sie sich lieber: „Ich werde gestärkt aus dieser Krise hervorgehen"; „Ich werde mich bald wieder gut fühlen"; „Ich fühle mich gut". Sehen Sie sich als gesunden Menschen, der alles machen und sorglos leben kann. Wiederholen Sie diese Worte täglich. Diese Technik wirkt tatsächlich Wunder.

Seien Sie fröhlich, lachen Sie. Das setzt eine umfassende und positive Energie frei, die den Blick nach vorne lenkt.

Entspannungsübungen und Meditation sind erprobte Anwendungen für den Abbau von chronischem Stress. Wir beruhigen uns und tanken neu auf.

Einmal die Woche könnten Sie an einem Yoga-Kurs teilnehmen. Alternativ hören Sie einfach ein bisschen Entspannungsmusik. Regelmäßig angewendet, helfen diese Techniken, Ihr grundlegendes Verhalten zu ändern – immer weniger Dinge werden Ihnen Sorge bereiten.

Gedankenaustausch ist ein bewährtes psychologisches Instrument. Es hilft ungemein, jemand anderem seine Gedanken, Gefühle und Sorgen mitzuteilen. Im Grunde hat uns nie jemand beigebracht zuzuhören.
Deshalb riskieren wir andauernd, dass die Kommunikation mit unserer Umwelt scheitert. Oft hören wir nicht einmal auf unsere eigene innere Stimme, bereuen es aber hinterher. Zuhören lernt man gemeinsam – sowohl anderen Menschen zuzuhören als auch sich selbst.

Bewegung

Ein ausgewogenes Trainingsprogramm, bestehend aus Aerobic, Yoga sowie Dehn- und Entspannungsübungen, ist entscheidend für ein ausgewogenes Leben.

Die regelmäßige Entgiftung des Magen- und Darmtraktes ist ebenfalls eine traditionelle Methode, einen gestressten, überbeanspruchten Menschen zu entlasten. Klistiere helfen, Energie wiederzugewinnen und die Fähigkeit zur Stressbewältigung voranzutreiben. Mögliche Krankheiten können verhindert werden.

Essen Sie Gemüse der Saison, am besten aus kontrolliert biologischem, heimischem Anbau.

Trinken Sie nach dem Aufstehen ein Glas warmes Wasser. Trinken Sie ausreichend Flüssigkeit über den Tag verteilt, am besten Wasser.

Nehmen Sie sich täglich Zeit, um tief durchzuatmen. Atmen Sie mehrmals tief bis in die unteren Lungenpartien ein und atmen Sie stoßweise aus. Wenn Sie hauptsächlich vor dem Computer sitzen und keinen Sport treiben, neigen Sie wahrscheinlich dazu, zu wenig Sauerstoff zu sich zu nehmen.

Entledigen Sie sich aller sorgenvoller Gedanken, bevor Sie morgens aufstehen und bevor Sie abends einschlafen (siehe Der Wasserfall, Seite 31).

Räumen Sie auf. Feng Shui – Raum schaffen – ist die beste Anwendung, kleine Inseln der Ruhe zu schaffen, ob im Büro oder zu Hause.

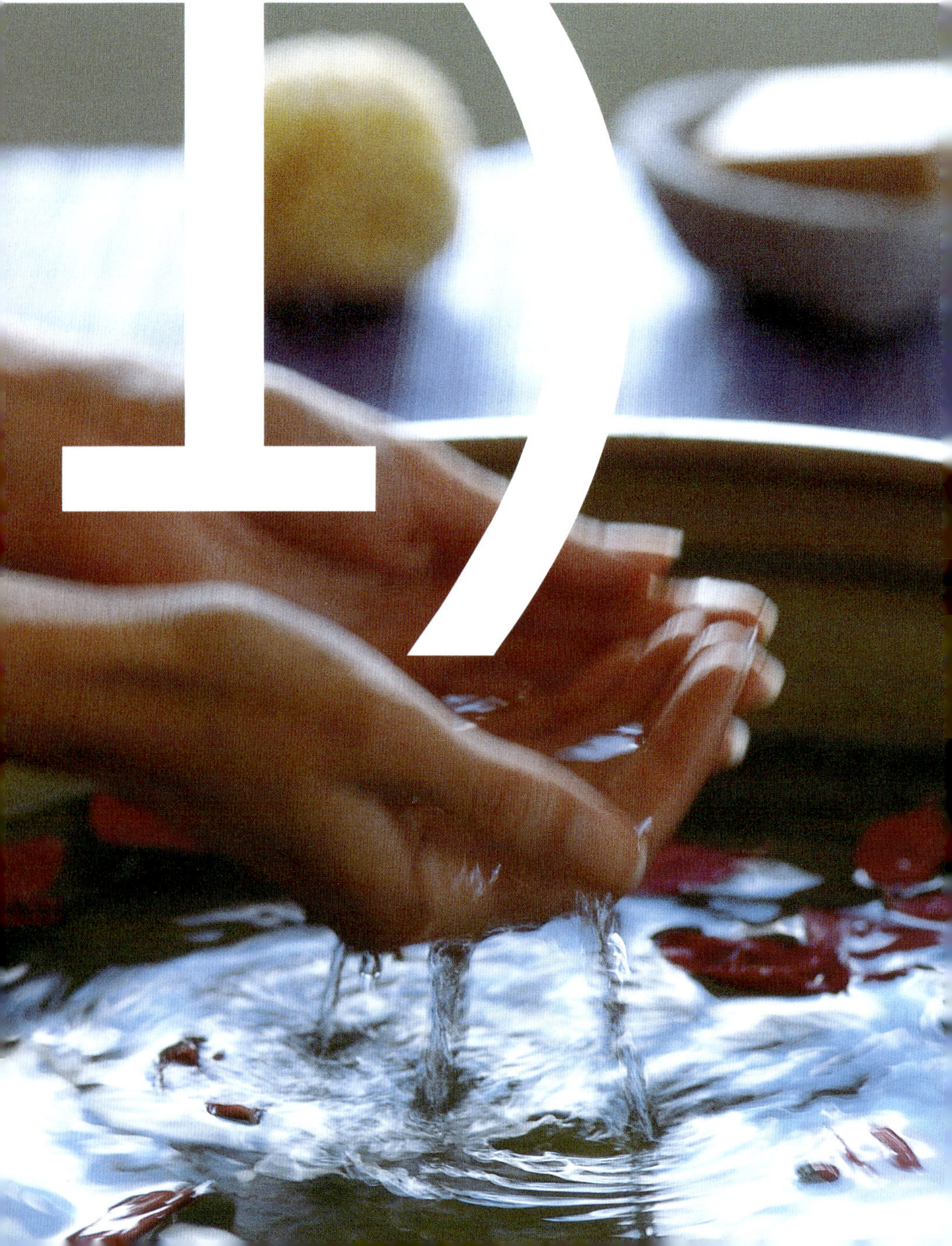
1)

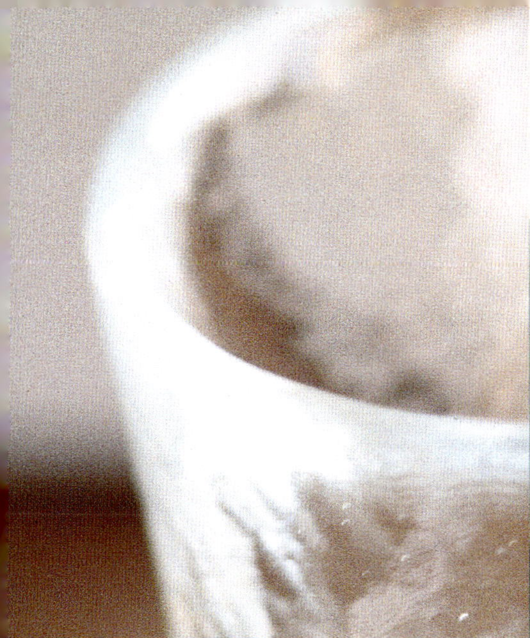
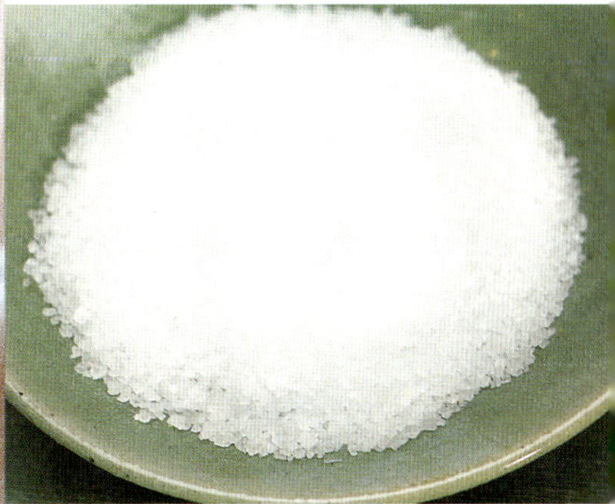
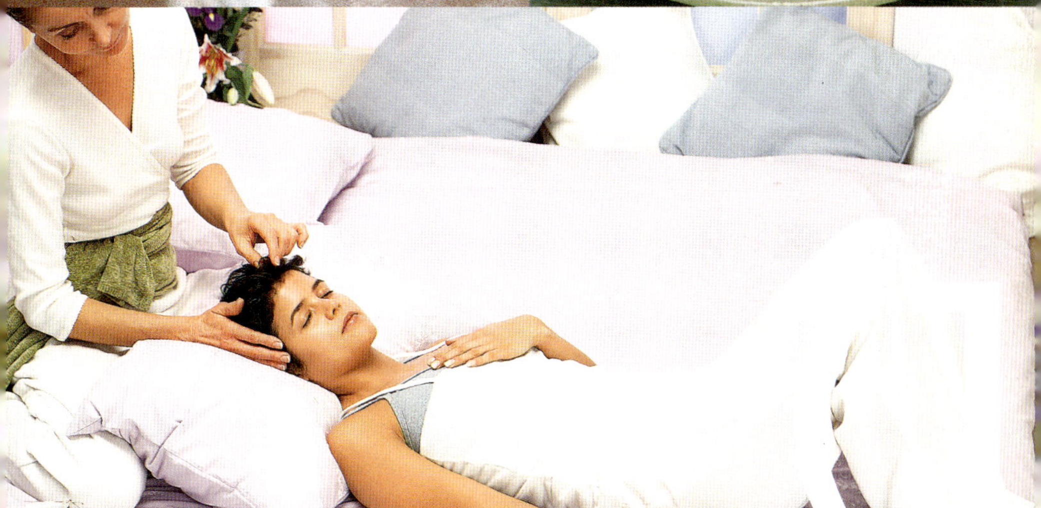

Hiki kennen lernen

Eine heilsame Atmosphäre schaffen

Es gibt einige grundlegende Dinge, die eine Kopfmassage für Sie und Ihren Partner zum Erfolg werden lassen. Man kann nicht oft genug darauf hinweisen: Eine heilsame Atmosphäre zu schaffen ist das A und O für den Erfolg. Ein klingelndes Telefon, Zugluft, Unterbrechungen durch andere, grelles Licht etc. kann die gesamte Behandlung ruinieren.

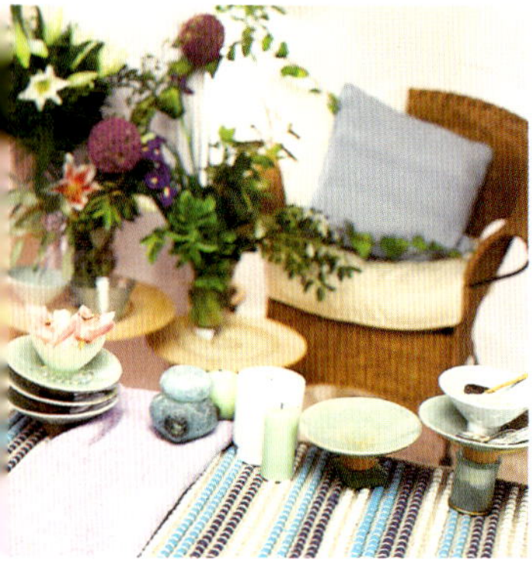

Oben: Natürliche Materialien in Pastelltönen, Blumen und Pflanzen unterstützen denHeilungslprozess.

Rechte Seite: Um das beste Ergebnis zu erzielen, sollte der Partner entspannt sitzen liegen. Wichtig ist eine Atmosphäre, in der er sich wohl fühlt.

Umgebung und Materialien

Auf welcher Unterlage am besten massiert wird, lesen Sie auf Seite 17. Am wichtigsten ist, dass Sie von allen Seiten Zugriff auf Ihren Partner haben, ohne sich etwa Rücken oder Knie zu verletzen. Der Partner muss bequem und ausbalanciert sitzen oder liegen. Massieren Sie niemals an einem Ort, an dem Sie sich selbst nicht wohl fühlen.

Ruhige Stimmung

Achten Sie darauf, dass keiner die Behandlung stören kann, wählen Sie eine entsprechend gute Tageszeit. Schalten Sie das Telefon auf stumm, lassen Sie keine elektrischen Geräte laufen. Nehmen Sie Ihrem Partner das Handy ab und deponieren Sie es außer Reich- und Hörweite. Eine volle Behandlung dauert mindestens 45 Minuten.

Musik

Stille trifft man heutzutage kaum noch an. Kopfmassage ist eine sehr sensible Sache, bei der die Geräusche, die die Hände dabei verursachen, schon als Teil der Therapie angesehen werden können. Wenn Ihr Partner Musik wünscht, ist das in Ordnung. Ich empfehle dann eine entsprechende Massage-CD mit Naturgeräuschen wie Wellenrauschen o. Ä. Wenn Sie eine CD wiederholt abspielen, haben Sie einen guten Anhaltspunkt für die verstrichene Zeit und den Fortgang der Behandlung.

Temperatur und Luftzufuhr

Massieren Sie bei etwa 21° C Raumtemperatur. Wenn Sie auf dem Boden arbeiten, darf es etwas wärmer sein. Luftzufuhr ist wichtig, es darf aber kein Durchzug herrschen. Eine Massage an der frischen Luft ist immer zu empfehlen.

Licht

Natürliches Licht ist immer noch das beste. Alternativ können Kerzen eingesetzt werden, auch tagsüber. Kerzen oder indirekte Beleuchtung sind am Abend ein Muss. Vermeiden Sie grelle oder auch zu helle Lichteinstrahlung.

Den Raum reinigen

Das Abbrennen von Salbei und das Verteilen der daraus entstehenden Aromen (siehe Seite 31) ist eine traditionelle Anwendung, um einen Raum „aufzuräumen" und zu reinigen. Ob Sie die Aromen selbst auffächern oder einfach das Feuer vor sich hin brennen lassen, spielt dabei keine Rolle: Wichtig ist, dass Sie mit der Massage warten, bis sich der Rauch etwas gelegt hat und Sie das Gefühl haben, dass der Raum eine Atmosphäre der Klarheit ausstrahlt.

Räumen Sie auf

Der Boden sollte möglichst frei sein. Dinge, die an die Arbeit erinnern, sollten entfernt werden. Schuhe, Mäntel oder Aktentaschen haben bei der Massage nichts verloren. Der ganze Raum sollte aufgeräumt und möglichst leer sein.

Leinen

Ich empfehle naturbelassene Stoffe für Decken, Kissen, Betttücher und Kopfwickel. Allergiegetestete Stoffe sind ebenfalls sinnvoll. Wenn möglich, setzen Sie Stoffe ein, die einen Hauch von Luxus vermitteln. Decken können im Winter etwas angewärmt werden. Wenn Sie möchten, können Sie auch Wärmekissen einsetzen.

Ätherische Öle und Lotionen

Eine Kopfmassage muss nicht mit Ölen oder Lotionen vorgenommen werden. Rücken, Nacken und Schultern können allerdings etwas aromatherapeutische Lotionen vertragen. Auf dem Markt gibt es fertige Produkte. Die wenigsten Menschen zeigen hierauf allergische Reaktionen. Diese Produkte sind für den Massageanfänger einfacher anzuwenden als ätherische Öle. Öle und Lotionen sollten vor dem Auftragen aufgewärmt werden. Halten Sie unterschiedliche Duftrichtungen bereit und lassen Sie Ihren Partner seinen bevorzugten Duft auswählen.

Einen Fokuspunkt auswählen

Bei der Massage sollte sich irgendwo im Raum ein bestimmter Fokuspunkt befinden. Dieser Punkt sollte aus Blumen, Pflanzen und natürlichen Dingen bestehen, die die fünf Elemente der chinesischen Tradition verkörpern: Metall, Holz, Wasser, Feuer und Erde. Dieses einfache Arrangement wird Ihrem Partner den Eindruck vermitteln, dass Ihre Massagebehandlung etwas ganz Besonderes ist. Dieses Empfinden erhöht den therapeutischen Effekt.

Massage im Freien

Eine Massage unter freiem Himmel ist immer sinnvoll. Der Effekt, unter einem schattigen Baum zu liegen oder in der Nähe eines sanft dahinfließenden Bächleins, treibt den Erfolg einer Kopfmassage ungemein voran.

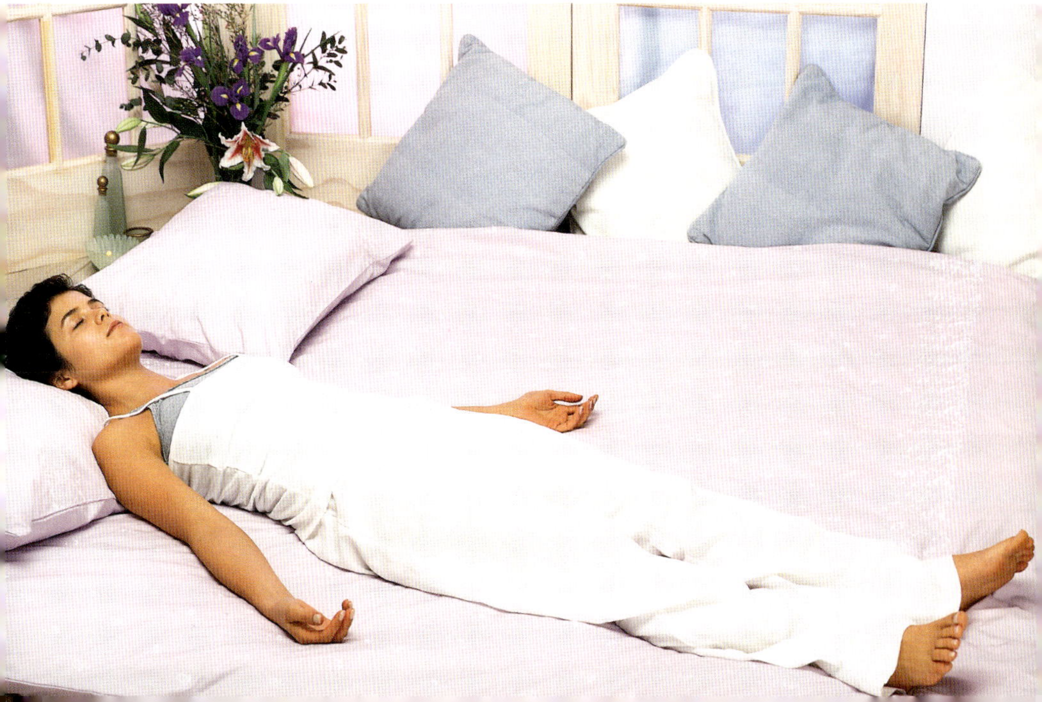

Sitzen und Liegen

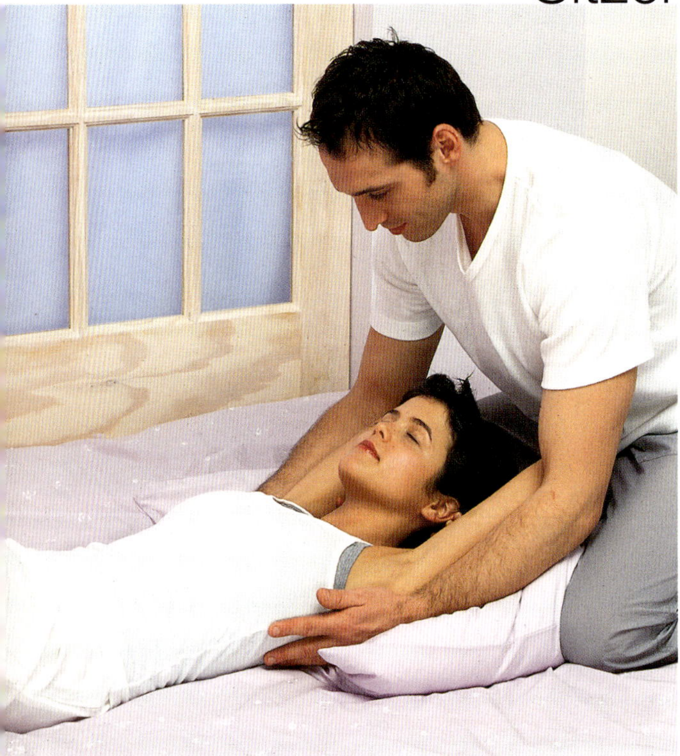

Ein Bett auf dem Boden ist eine vernünftige Grundlage.

Boden

Ein Bett auf dem Boden gibt Ihnen als Masseur die nötige Bewegungsfreiheit. Ihr Partner kann sich vollständig entspannen, ist sozusagen geerdet und kann sich fallen lassen. Die Verbindung zur Erde gibt Sicherheit. Man kann nirgendwo herunterfallen, wenn man während der Behandlung ein wenig eindöst. Die Bodenposition ist ideal für Menschen, die schlecht loslassen können. Der Nachteil für den Masseur ist, dass er gewisse Positionen nicht einnehmen kann, die etwa für die Bauchlage sinnvoll sind. Um sich nach vorne zu lehnen, bedarf es für den Masseur auf dem Boden einer gewissen Anstrengung.

Standardbett

Jedes Bett ohne Kopf- und Fußrahmen kann genutzt werden. Der Partner kann auch quer auf einem Doppelbett liegen. Aufgrund der ungünstigen Massagehöhe sollte der Masseur einen Stuhl benutzen oder ein Kissen, auf dem er kniet. Die Vorteile dieser Position sind: Sie müssen keine besonderen Vorbereitungen treffen. Großartiges Aufräumen nach der Behandlung entfällt. Liegt der Partner ohnehin im Bett, muss er nicht mehr aufstehen. Im Übrigen sind die meisten Schlafzimmer gemütlich eingerichtet, sodass die Atmosphäre von vornherein auch schon stimmt.

Massagebank

Eine professionelle Massagebank besitzt die ideale Höhe und Konstruktion zum Massieren. Sie ist höher als ein normales Bett, der Masseur kann seine Knie darunter positionieren, wenn er dem Partner aufgrund bestimmter Griffe nahe kommen muss. Der Masseur kann um die Bank herumgehen und so den

Partner von allen Seiten erreichen. Die Bank sollte stabil sein und fest auf dem Boden stehen. Es gibt Menschen, die einen Tapeziertisch für eine Anwendung benutzt haben – mit ziemlich fatalen Folgen. Ich persönlich empfinde die meisten Massagebänke als zu niedrig. Es gilt generell, einen Kompromiss zwischen dem Wohlbefinden des Masseurs und dem des Partners zu finden.

Hocker

Die Sitzposition auf einem höhenverstellbaren Hocker ist eine gute Alternative zur Liegeposition. Ein großer Vorteil ist dabei auch, dass dem Partner dadurch die richtige Sitzposition beigebracht werden kann. Eine falsche Sitzhaltung ist nämlich oft die Ursache für Verspannungen im Kopf-, Nacken- und Schulterbereich. Weiterhin kann sich der Masseur frei und in jeder Höhe um den Partner herumbewegen. Bei der indianischen Kopfmassage steht der Masseur grundsätzlich ein oder zwei Kopf höher als der des Partners. Das ist besonders dann wichtig, wenn Sie Ihren Körper als Unterstützung für Rücken und Kopf des Partners einsetzen und wiegende oder auch haltende Griffe vornehmen. Diese sehr nahe und stützende Haltung ist sowohl für den Masseur als auch für den Partner sehr angenehm. Da der Partner sich nur bei Ihnen anlehnen kann, ist es für Sie wichtig, stets Handkontakt zu ihm zu halten. Denn will der Partner auf seinem Hocker die Augen schließen, muss er von Ihnen geführt und gestützt werden.

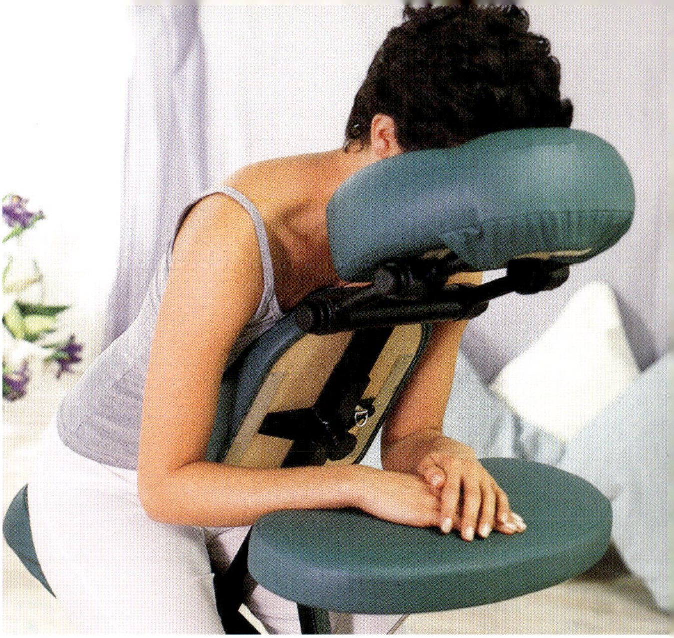

Der Profi-Massagestuhl ist die ideale Lösung für alle, die regelmäßige Kopfmassagen erteilen oder erhalten möchten.

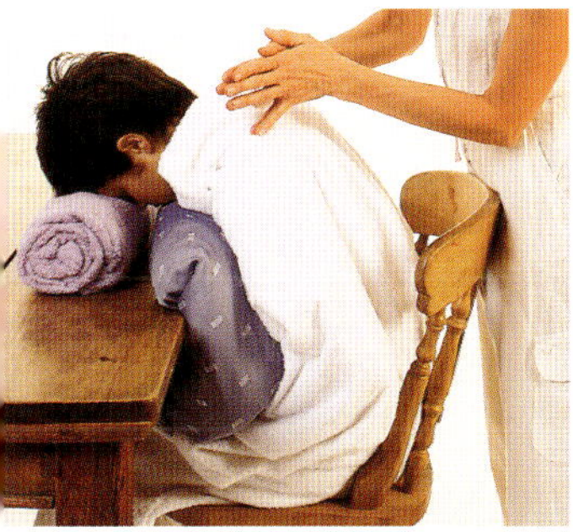

Standardtisch und Stuhl bieten sich an, wenn man schnell, etwa im Büro, jemanden massieren möchte.

Tisch und Stuhl

Tisch und Stuhl sind ideal für eine „Blitzmassage", etwa im Büro. Die Standardtischhöhe beträgt 75 cm. Lehnt der Partner sich vornüber auf den Tisch, bieten große Kissen einen guten Halt für seinen Brustkorb.
Der Kopf kann auf ein eingerolltes Handtuch gelegt werden. Somit haben Sie die ideale Massageposition. Der Nachteil einer solchen Haltung für den Partner: Er sitzt gekrümmt, was schlecht für den Unterleib ist. Deswegen sollten Sie immer wieder solche Streichungen vornehmen, bei denen der Partner aufrecht sitzen kann. Da fast alle Tische sehr tief sind, werden Sie feststellen, dass Sie den Partner nicht von der Brustseite massieren können. Hier gilt es zu improvisieren.

Profi-Massagestuhl

Die beste und professionellste Lösung ist ein spezieller Massagestuhl. Hiermit können Sie bei der Massage alle Positionen einnehmen. Gleichzeitig ist Ihr Partner sicher und bequem aufgehoben. Er kann sich vollständig entspannen. Der Masseur kann die volle Erdanziehungskraft nutzen. Weitere Vorteile des Profi-Massagestuhls sind Fächer, in denen man Öle etc. verstauen kann, die Möglichkeit, den Stuhl einfach an eine andere Stelle zu tragen, und viele zusätzliche Extras wie waschbare Bezüge in Farben Ihrer Wahl. Jeder, der regelmäßig Kopfmassagen geben möchte, kommt langfristig an einem solchen Profi-Stuhl nicht vorbei.

Vorbereitungen

Die richtige Vorbereitung ist die halbe Arbeit. Stimmen Sie vor einer Massage Geist und Körper auf die bevorstehende Aufgabe ein. Überprüfen Sie in Ruhe alle Details – das macht Ihre Massage zu etwas Besonderem. Im Folgenden stelle ich einige Regeln vor.

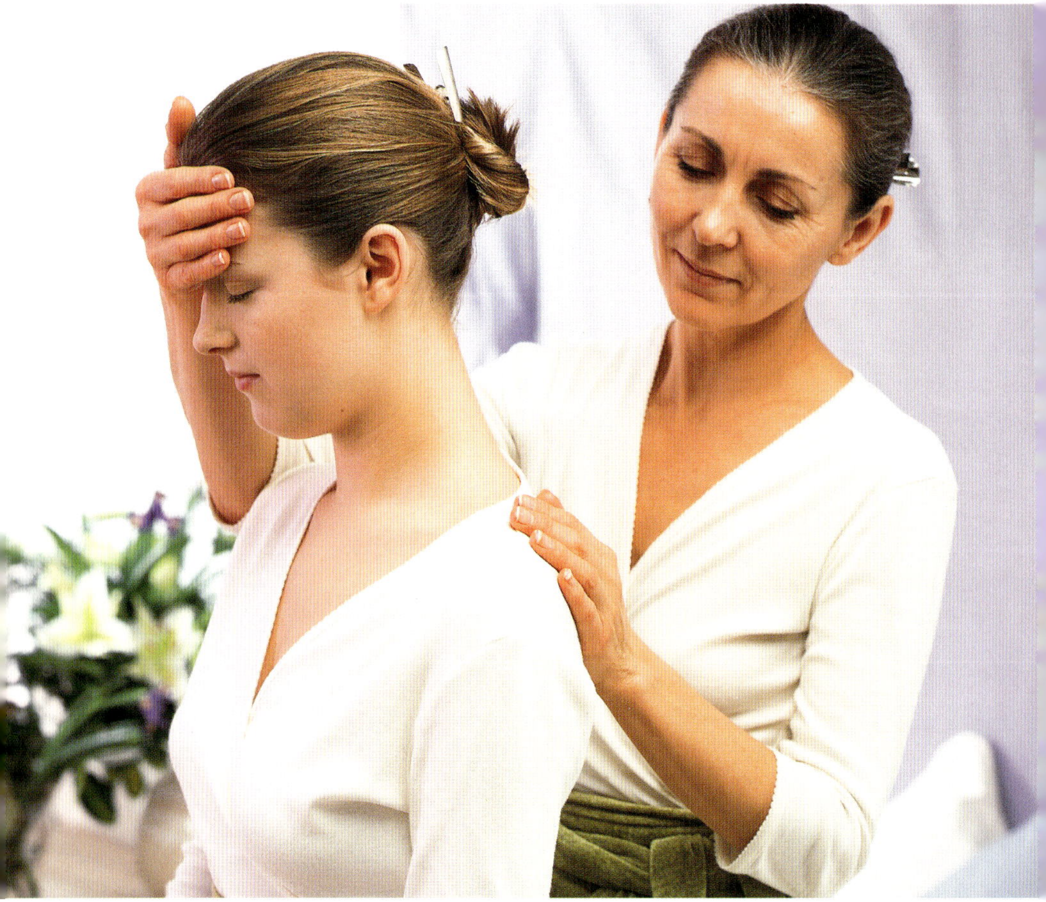

Der Körper der Partnerin muss richtig ausgerichtet sein, dabei bilden Kopf und Wirbelsäule eine Linie.

Duschen
Gönnen Sie sich eine heiße Dusche, nutzen Sie einen Massage- oder Luffaschwamm sowie unparfümierte Seife. Ihr Deo könnte unangenehm für den Partner sein oder nicht zum Massageöl passen. Praktizieren Sie den Wasserfall, den psychischen Reinigungsprozess, bevor Sie mit der Massage beginnen (siehe Seite 31).

Hände und Nägel
Ihre Nägel sollten sauber, kurz und gut gefeilt sein. Waschen Sie vor der Massage Ihre Hände. Eventuelle kleine Wunden sollten mit wasserfestem Pflaster geschützt werden.

Haar
Während der Massage sollte das Haar des Partners so liegen, dass es nicht in sein Gesicht oder seinen Nacken fallen kann. Hierzu binden sich Partner mit langem Haar einen Pferdeschwanz oder benutzen ein Baumwolltuch zum Zusammenbinden. Auch Haarspangen oder -reife können eingesetzt werden.

Kleidung
Tragen Sie locker sitzende, angenehme Kleidung. Dann können Sie ruhig und gleichmäßig atmen und sich frei bewegen. Ich selbst bevorzuge naturbelassene Stoffe in sanften Farben, um eine entspannte Umgebung widerzuspiegeln.

Sicherheit geht vor
Denken Sie im Vorfeld der Massage an mögliche grundlegende Kontraindikationen (siehe Richtlinien auf den Seiten 28 und 29). Bestehen Sie darauf, dass Ihr Partner Ihnen alle Körperpartien nennt, die Schmerzen bereiten. Die Haltung des Partners ist ungemein wichtig, achten Sie deshalb hier besonders auf Ungleichmäßigkeiten und Schwachstellen.

Protokolldateien
Führen Sie über sämtliche Anwendungen am Partner Protokoll. Das macht es für Sie und Ihren Partner einfacher, Fortschritte zu verfolgen.

Nachlesen
Lesen Sie sich noch einmal die Griffe durch, die Sie anwenden wollen. Damit haben Sie Ihr Programm im Kopf und können sich ganz auf den Partner konzentrieren.

Ausrichtung
Der Körper des Partners muss richtig ausgerichtet sein, dabei bilden Kopf und Wirbelsäule eine Linie. Die Arm- und Beinmuskulatur sollte ganz entspannt sein.
Sitzen oder stehen Sie mit gestrafften Schultern hinter dem Partner. Ihr Gewicht ist dabei gleichmäßig verteilt. Halten Sie einen Moment inne, bevor Sie mit der Massage beginnen, und konzentrieren Sie sich.

Atmung
Regulieren Sie vor der Massage Ihren Atem, sodass Sie gleichmäßig ein- und ausatmen. Versuchen Sie, Ihre Atmung auf natürliche Weise der des Partners anzugleichen, das verbindet Ihre beiden Energieflüsse.

Ausstreichung
Jede Behandlung wird mit einer langen, sanften Ausstreichung beendet. Dann die Schulterpartie oder Hand des Partners kurze Zeit halten.

Erfrischungen
Nach der Behandlung erhält der Partner ein Glas Wasser, um verlorene Flüssigkeit wieder aufzufüllen. Das Getränk treibt den Entgiftungsprozess voran, den die Massage zuvor eingeleitet hat.

Gegenseitigkeit
Massage macht noch mehr Spaß, wenn sie gegenseitig betrieben wird. Dann nämlich entfällt die klassische Masseur-Patienten-Aufteilung. Ein uneingeschränktes Verhältnis von Geben und Nehmen kann entstehen. Versuchen Sie einfach einmal, einem Freund die Kopfmassage nahe zu bringen, und massieren Sie sich dann gegenseitig. Am Ende können Sie die Aufzeichnungen über Ihre jeweiligen Fortschritte vergleichen.

Das Ki und die Energieströme

Meridiane und Kopf

Einige der ältesten östlichen Texte, besonders die chinesischen und die japanischen, handeln von der Balance zweier gegensätzlicher und doch komplementärer Kräfte, Yin und Yang. Alles auf der Welt, Körperliches und Unkörperliches, wird von diesen beiden Kräften beeinflusst – Licht/Dunkelheit, Passiv/Aktiv, Frau/Mann, Kalt/Heiß, Wasser/Feuer, Offen/Geschlossen, Weich/Hart. Wie alles auf der Welt und im Universum sind auch die Menschen ein Mikrokosmos dieser Eigenschaften. Unser Körper, unsere Gefühle und unser Geist werden von feinen Energieströmen reguliert, die man als Ki oder Chi bezeichnet. Sie fließen durch Kanäle, die Meridiane. Ist die natürliche Balance gestört, etwa durch Krankheit oder Stress, können Therapien wie Shiatsu, Reiki und Refelexzonentherapie den richtigen Fluss des Ki und damit die Gesundheit wiederherstellen. Berührung ist bei nahezu allen diesen Ansätzen das universelle Medium.

Vertrauen aufbauen

Dieses Buch handelt von all diesen Techniken, kann Sie aber nicht zum Experten ausbilden. Profunde Kenntnisse der östlichen Medizin zu erlangen braucht Jahre intensiven Studiums und ist deswegen nur für professionelle Therapeuten interessant. Dennoch hilft ein gewisses Grundverständnis, die feinen und gleichzeitig mächtigen Kräfte gut zu verstehen, die bei einer Kopfmassage zwischen Partner und Masseur entstehen. Man spürt meist zu Beginn der Behandlung beim Partner einen gewissen Widerstand gegen die Berührung. Kopfmassage ist immer eine intime Angelegenheit. Sie sollte daher nur eingesetzt werden, wenn der Partner voll und ganz damit einverstanden ist.

Der Fluss des Ki

Ki oder Chi fließt nicht unbedingt in geraden Linien, wie vielleicht die beiden Zeichnungen auf der Seite 23 suggerieren. Es gibt Knotenpunkte, die Tsubos, an denen das Ki immer am einfachsten erreicht und beeinflusst werden kann. Meridiane gelangen an die Oberfläche, wenn sie gedehnt werden. Daher werden Sie viele Positionen kennen lernen, wo Sie mit aufgelegten Finger und Daumen arbeiten. Auf den Seiten 86–97 erhalten Sie Informationen zu Joseph Corvos wirklich fantastischer Reflexzonentherapie, die die Wichtigkeit der Fingermassage an bestimmten Stellen hervorhebt.

Obwohl die Wirksamkeit östlicher Techniken bewiesen ist, kann sich die westliche Schulmedizin nicht dazu entschließen, sie in ihren allopathischen Kontext zu integrieren. Denn diese Energien sind nichtphysischer Natur und deswegen nach westlichem Wissenschaftsanspruch auch nicht messbar. Diese Meinung wird sich hoffentlich bald ändern.

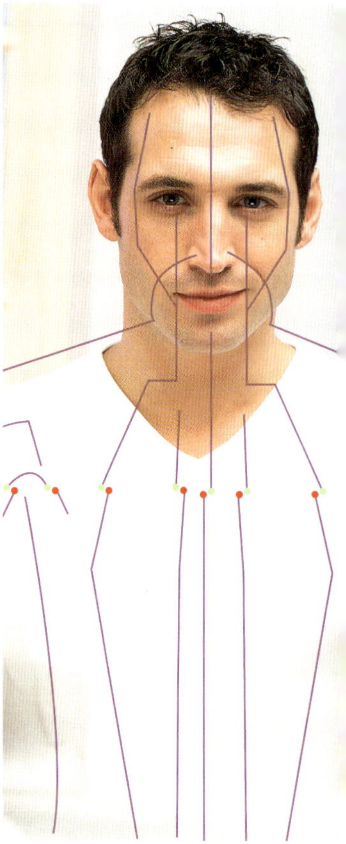

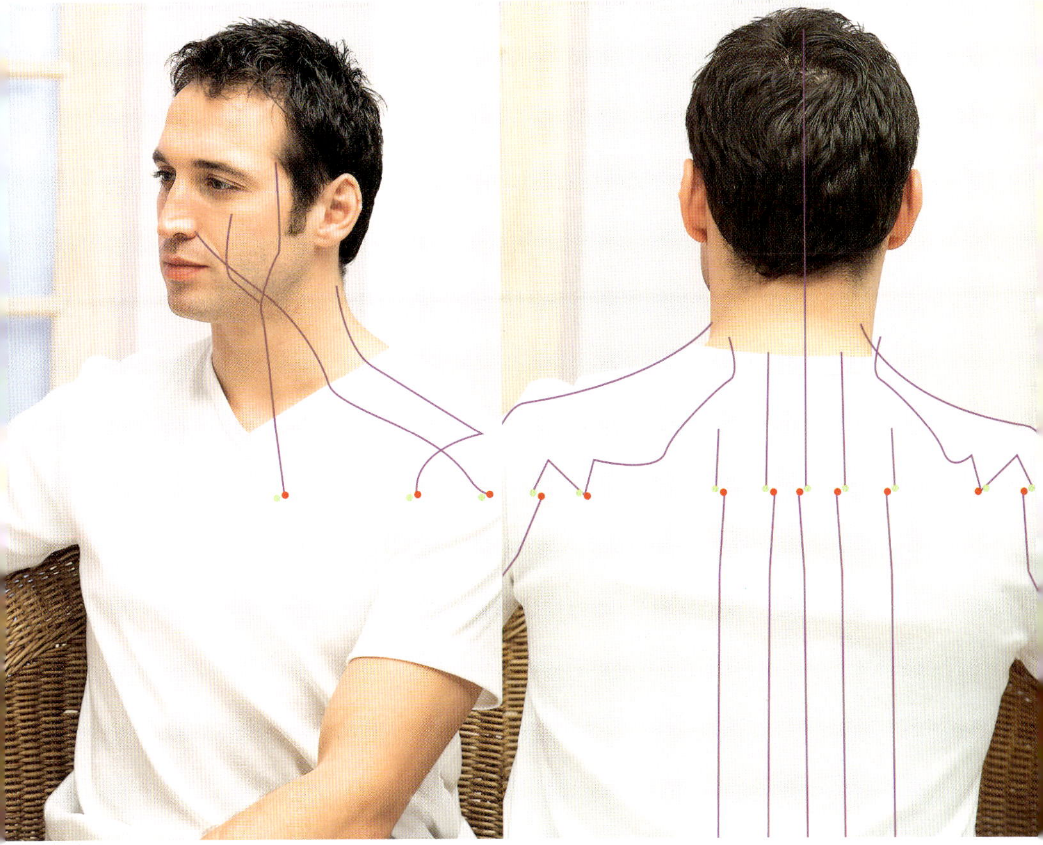

Die Meridiane an Gesicht, Brust, Schulter, Kopf und Rücken.

Das natürliche Gleichgewicht

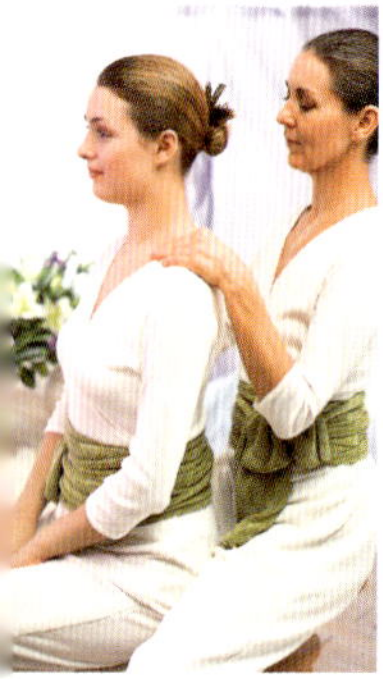

Die Haltung ist ganz wichtig

Wenn Sie sich Ihre Körperhaltung bei der Massage bewusst machen, sind Sie auf dem richtigen Weg, Ihre Energien sinnvoll einzusetzen und eine wirklich gute Massage zu geben. Um Ihre Muskeln stabil zu halten und Verspannungen vorzubeugen, nehmen Sie sich ein ganz natürliches „Work-out" aus Spazierengehen, Stehen, Sitzen und Ausruhen vor.

Die goldenen Regeln für eine Kopfmassage:

- Verlagern Sie Ihr Gewicht gleichmäßig auf die Fußaußenseiten.
- Nehmen Sie die richtige Haltung an: die horizontalen Linien – die rechte und die linke Seites –sowie die vertikalen Linien – oben und unten – parallel ausrichten.
- Atmen Sie entspannt und bewusst in gleichmäßigem Rhythmus ein und aus.
- Gehen Sie aufrecht, Gelenken und Muskeln „entwachsen", leicht im Geist, aber trotzdem geerdet.

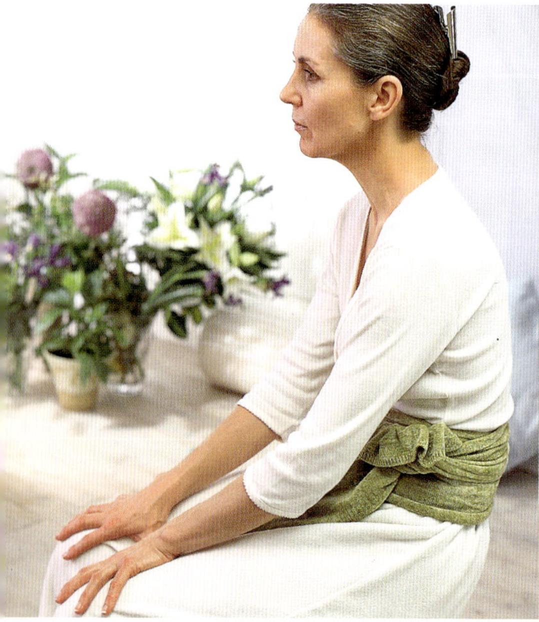

△ Die falsche Haltung

Wenn Sie in sich zusammensinken, hat dies Auswirkungen auf Ihre gesamte Lebensart. Ihr Gefühlsleben sinkt ebenfalls in sich zusammen. Lehnen Sie sich zurück, wandern Ihre Gedanken in die Vergangenheit. Nach vorne gelehnt sehen Sie der Zukunft entgegen. Nur, wenn Sie in der Mitte ruhen, leben Sie in der Gegenwart.

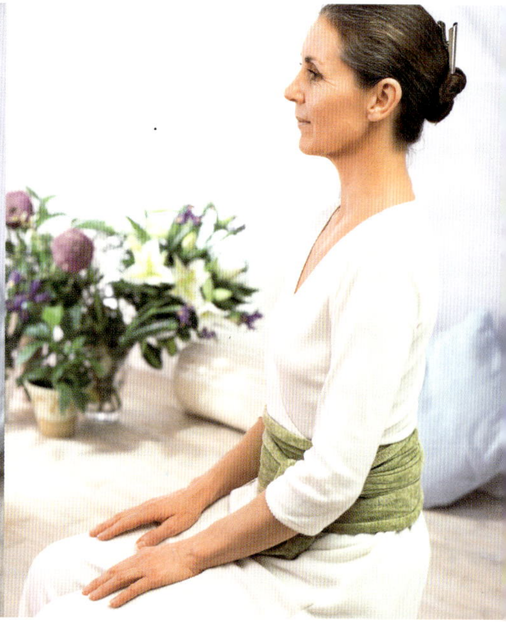

△ Die richtige Haltung

Stellen Sie sich vor, Sie müssten ein Buch auf dem Kopf balancieren. Die untere Wirbelsäule ist ganz leicht nach vorne geneigt. Nicht nur Ihr Körper, auch Ihr Geist ist auf das Jetzt gerichtet. Diese einfache, schonende Haltung kann Sie vor haltungsbedingten Beschwerden schützen.

Checkliste

Die Haltung des Partners

Augen Im offenen Zustand den Blick nach unten richten. Im geschlossenen Zustand soll der Partner Chidakasha visualisieren, das Innere des Menschen, auch als „Tafel des Geistes“ bekannt.

Ohren Ohrmuschel in einer Linie mit den Ohrläppchen, das hilft, den Nacken zu dehnen.

Nase In einer Linie mit dem Nabel, das hilft.

Lippen Entspannt und leicht geöffnet, das entspannt die Kieferpartie.

Kiefer Entspannt, die Zunge berührt den Gaumen nicht. Das hilft, entspannt durch die Nase zu atmen. Die Zähne nicht zusammenbeißen.

Kinn Im rechten Winkel zum Brustkorb, das hilft, Verspannungen im Nacken zu lösen.

Brustkorb Offen und entspannt, das ermöglicht dem Brustbein, sich bei der Atmung frei zu bewegen.

Schultern Leicht herunter- und zurückgezogen. Die Schulterblätter werden leicht zusammengezogen, dadurch öffnet sich die Brust.

Oberarme Leicht von den Körperseiten weggehalten, um ein Gefühl von Weite und Offenheit zu erlangen.

Hände Ruhen sanft im Schoß, um wie „Stoßdämpfer“ den Druck der härteren Streichungen abzufangen.

Wirbelsäule Leicht angespannt. Sie ist leicht aus der Hüfte heraus nach vorne gebeugt, um tieferes Atmen zu ermöglichen.

Taille und untere Rückenpartie Die Muskeln hier dürfen nicht zu angespannt sein, wenn der Partner den Rücken streckt – die Partie muss sich flach, nicht gebogen anfühlen.

Hüften Liegen etwas höher als die Knie, um sich aufbauenden Druck im unteren Rücken zu vermeiden.

Becken und Schambein Kippen etwas nach vorne, sodass das Gewicht in der Sitzposition auf dem Anus lagert.

Beine Gespreizt und auf einer Linie mit den Hüftgelenken, sodass sich Knie und Fußknöchel nicht berühren. So bleiben die Hüften locker.

Fußknöchel und Füße Flach auf dem Boden. Knie über dem Fußballen, um auf die „sprudelnde Quelle“ leichten Druck auszuüben. Es handelt sich hier um einen Meridianknoten auf dem Fußballen, zwischen großem und zweitem Zeh.

Checkliste

Die Haltung des Masseurs

Kopf und Nacken Beide bewegen sich im Fluss der Massage. Zähne nicht zusammenbeißen, Lippen und Mimik bleiben entspannt.

Gesicht Passiv. Kiefer und Lippen bleiben locker, um keine Verspannungen aufkommen zu lassen, die gegebenenfalls Energie und Konzentration beeinträchtigen würden.

Schultern Bewegen sich hinunter und zurück, je nach Streichung. Die Schultern folgen dem Fluss und dem Rhythmus der Massage.

Oberarme Dürfen bei der Klopfmassage nicht zum Körper hingezogen werden. Finger, Handgelenke und Ellbogen bleiben locker, um Verspannungen in Schultern und oberem Rücken zu vermeiden.

Brust Atmen Sie zu jeder Zeit frei, fallen Sie nicht nach innen.

Wirbelsäule Nur leicht aufgerichtet, sie muss flexibel bleiben. Wenn möglich, sollte die gesamte Wirbelsäule gerade ausgerichtet sein, mit dem Scheitel als Balance über den unteren Rückenwirbeln. Die Wirbelsäule nicht übermäßig beugen, um die richtige Arbeitsposition beizubehalten.

Hüften und Rumpf Zu der Körperpartie geneigt, die Sie gerade bearbeiten.

Becken Leicht nach vorne kippen, sodass Ihr Gewicht im Sitzen auf dem Anus liegt.

Beine Nicht zusammenziehen, das verursacht Verspannungen in den Hüften und der Wirbelsäule. Im Stehen das Gewicht von den Knien nehmen, diese aber nicht zu sehr beugen. Minimale Muskelanstrengung.

Fußknöchel und Füße Wenn möglich, mit nackten Füßen arbeiten. Das verhindert, dass die Zehen sich in den Boden krallen – was Verspannungen im ganzen Körper verursachen würde.

„Eine natürliche, ausbalancierte Haltung vereinigt vollkommene Bewusstheit und vollkommene Entspannung.“

Öle und Lotionen

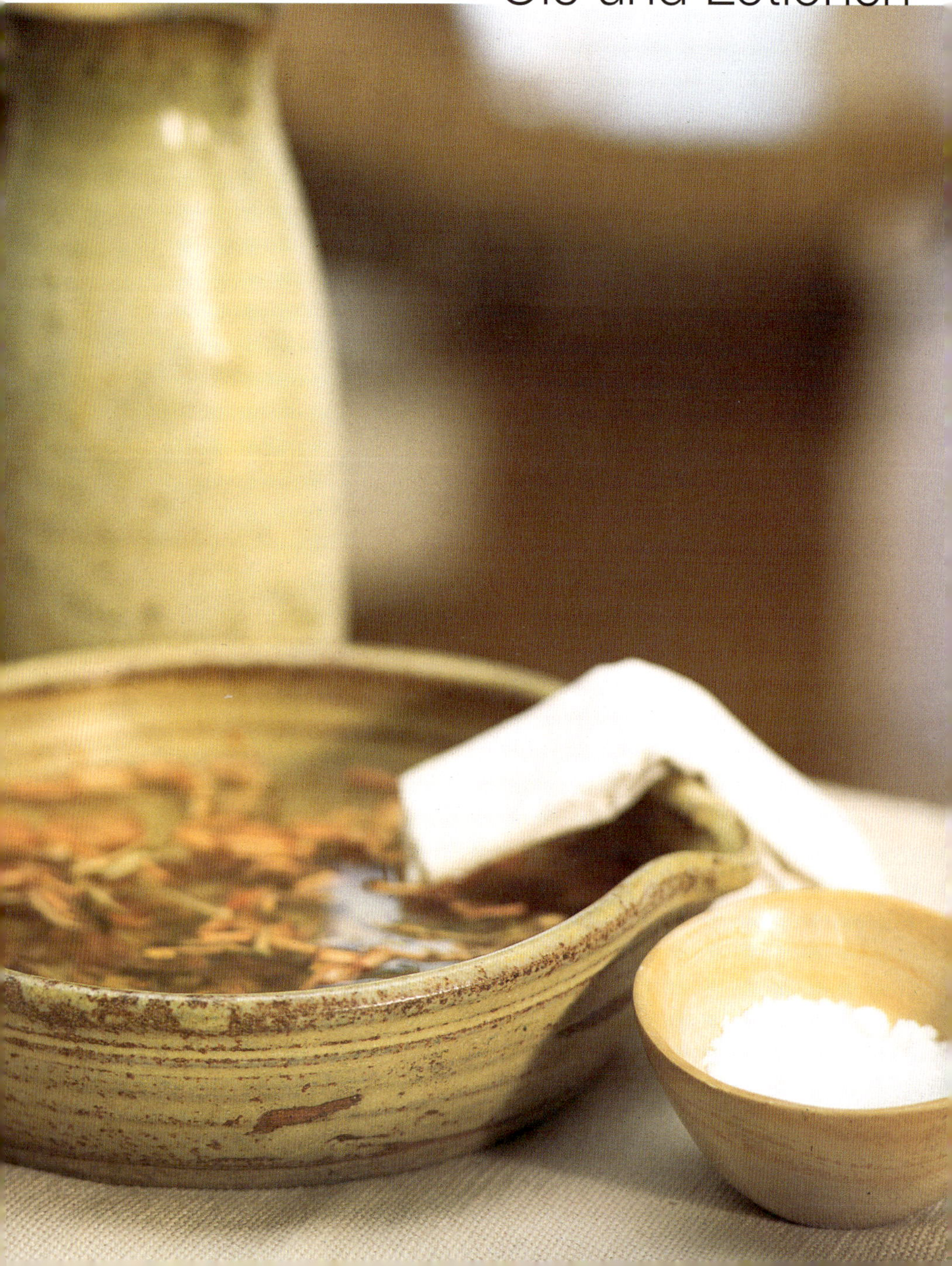

Ätherische Öle

Ätherische Öle werden in der Aromatherapie eingesetzt (eine wichtige und eigenständige Therapieform, die nicht ohne gründliche vorherige Ausbildung angewendet werden sollte). Die Essenzen werden aus beinahe jedem Bestandteil von Pflanzen und Bäumen gewonnen, also aus den Wurzeln, Stielen, der Rinde, den Blättern, den Blüten, Samen, Nüssen, Früchten und dem Harz. Sie alle enthalten wertvolle Stoffe, die therapeutisch einsetzbar sind. Von ganz wenigen Ausnahmefällen abgesehen, können ätherische Öle nicht unverdünnt auf Haut oder Haar aufgetragen werden. Sie müssen immer mit einem Trägeröl vermischt werden. Der Richtwert ist sechs Tropfen ätherisches Öl auf 10 ml Trägeröl. Die Mischung erfolgt vor der Anwendung.

Trägeröle

Trägeröle zählen zu den bei Massagen beliebtesten Ölen. Die besten von ihnen, wie z. B. Olivenöl, sind kaltgepresst. Aber auch Sonnenblumenöl, Färberdistel-, Traubenkern-, Sesam-, Mandel-, Avocado- und Pfirsichkernöl sind sehr beliebt.

Lotionen

Lotionen haben viele Vorteile, vor allem für Anfänger. Sie sind bereits fertig gemischt und mit einem niedrigem Aktivelementanteil versehen. Sie laufen nicht unkontrolliert aus und hinterlassen meistens keine Flecken auf der Unterlage. Darüber hinaus ziehen sie schnell in die Haut ein. Wärmen Sie Lotionen vor dem Auftragen an, indem Sie den Behälter in ein warmes Wasserbad stellen. Verwenden Sie keine Lotionen auf Lanolin-Basis, sie ziehen nicht gut in die Haut ein.

Peelings

Gesichts- und Körper-Peelings sind hervorragend zum Entfernen toter Hautpartikel geeignet. Sie sind weiterhin die richtige Vorbereitung für eine kosmetische Behandlung. Sie können fertig gekauft oder selbst hergestellt werden, z. B. sehr gut aus leicht abrasiven Lebensmitteln wie Naturreis, Hafermehl, zerstoßenen Nüssen, Hülsenfrüchten oder Kokosnuss. Peelings wirken dem Alterungsprozess der Haut und trockener Haut ausgesprochen gut entgegen (siehe Seite 81).

Gesichtsmasken

Eignen sich zur intensiven Pflege der Gesichtshaut, die immer Wind und Wetter ausgesetzt ist. Wie Sie selbst Gesichtsmasken nutzen bzw. selbst mischen, erfahren Sie auf den Seiten 82 und 118.

Gesichtswasser

Gesichtswasser enthält Substanzen, die die Poren schließen. Rosenwasser ist ein hervorragendes, natürliches Gesichtswasser. Zum Abschluss einer Kopfmassage aufsprühen oder auf ein feines Tuch geben und dieses auf die Stirn legen. (siehe Seite 83).

Kompressen

Kompressen bekämpfen effektiv Schmerzen und Schwellungen. Außerdem wirken sie lindernd bei Entzündungen. Generell verwendet man heiße Kompressen gegen chronische Schmerzen (Rückenschmerzen, Bindegewebsentzündung, Rheuma, Arthrose, Abszesse, Ohren- und Zahnschmerzen) und kalte bei akuten Schmerzen, Kopfschmerzen und Migräne sowie als Erste Hilfe bei Verletzungen und Verstauchungen.

Die berühmte Kompresse mit dem Namen „Wat Po Kräuter-Massage-Beutel" besteht aus Casumunar, Kampfer, Limette und Zitronengras. Etwas Kampfer wird in heißem Wasser aufgelöst, dann werden Stücke aus Baumwoll- oder Musselintextil in die Mixtur getaucht. Diese werden dann um die getrockneten Kräuter gewickelt und zu kleinen Säckchen geschnürt. Selbst wenn sie nicht gleich verarbeitet werden, können sie jederzeit nach Bedarf wieder aufgekocht werden.

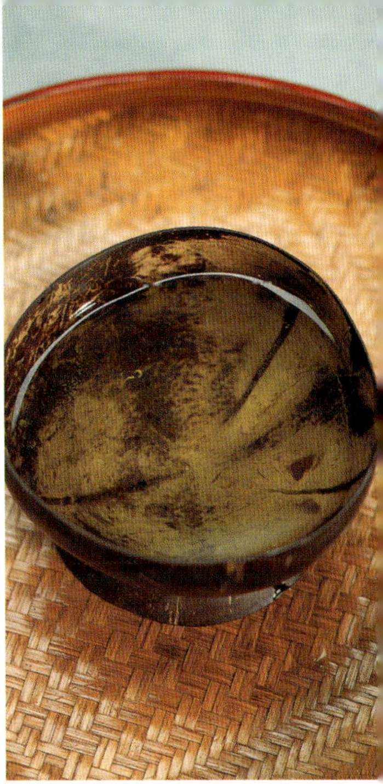

Eine milde Gabe der Natur – ätherische Öle

Sichere und effektive Behandlungen zu Hause

Keine Angst! Kopfmassage ist vollkommen unschädlich für all die, die nicht an schweren Krankheiten leiden. Wie Florence Nightingale schon bemerkte: „Alleine die Natur kann heilen …, was nur noch von uns vorgenommen werden muss … ist, den Betroffenen in eine Lage zu versetzen, die der Natur am besten entgegenkommt."

Die Bewertung des Körpers

Nur wenn Sie alle Faktoren, die hier aufgelistet sind, in Betracht ziehen, wird Ihre Kopfmassage erfolgreich sein. Denn dann wissen Sie, welche Technik Sie am besten bei Ihrem Partner einsetzen sollten. Professionelle Masseure erfragen all diese Dinge, bevor sie aromatherapeutische Öle oder Lotionen überhaupt einsetzen. Wenn Sie in irgendeiner Weise unsicher sind, fragen Sie den behandelnden Arzt Ihres Partners.

Wie erscheint Ihnen der Partner, welche Symptome hat er, ist er krank?

Ernährungsprobleme Diabetes, Über- oder Untergewicht, auch Magersucht, Bulimie, Geschwüre, Verstopfung, Kolitis, Blähungen, Durchfall, Magenverstimmung.

Zustand der Muskeln Angespannt, entspannt, zusammengezogen, weich, untrainiert.

Hauttyp Sehr trocken, sehr fettig, empfindlich, rissig, allergisch, entzündet, fleckig.

Schlechte Durchblutung

Wirbelsäule Gebogen oder verdreht, krankhafte Veränderungen an Wirbeln oder Bandscheiben.

Gelenke Steif, entzündet, schmerzend, unbeweglich, geschwollen.

Medikation

Jede Medikation oder homöopathische Verordnung, die Ihr Partner nimmt, müssen Sie in Betracht ziehen, ebenso, ob er vielleicht an Epilepsie leidet. Epileptische Anfälle können durch Massage hervorgerufen werden.

Stressabbau

Der Partner kann seinen Stressabbau während der Massage auf völlig unterschiedliche Arten erleben. Es kann sein, dass er lacht, weint, hustet oder stöhnt. Er kann gähnen oder grummeln, sogar Verdauungsgeräusche produzieren. Sagen Sie ihm , dass dies alles völlig normal und sogar gut für seinen Heilungsprozess ist.

Zeit

Nehmen Sie sich genügend Zeit für eine Massage. Gönnen Sie Ihrem Partner ein wenig Zeit nach der Behandlung, um wieder in den Alltag zurückzukehren.

Wasserzufuhr

Es ist wichtig, die Haut und Körper des Partner nach der Behandlung mit einem Glas Wasser zu rehydrieren. Das unterstützt die Entschlackung, die durch die Massage angeregt wurde. Sie können dem Wasser auch einen Spritzer Zitrone hinzufügen.

Lesen Sie die folgenden Anweisungen bitte sorgfältig durch. Erst, wenn Sie genügend Übung als Masseur gesammelt haben und Ihre Intuition und Kenntnisse des menschlichen Körpers ausreichen, können Sie von diesen Anweisungen abweichen.

Bei jeder Behandlung gibt es Kontraindikationen, einige auffallend, andere weniger. Sie als Masseur tragen die Verantwortung für das körperliche und bioenergetische Wohlbefinden Ihres Partners. Gezielte, präzise Fragestellungen bringen Ihnen reichlich Informationen. Wägen Sie diese Informationen sorgfältig ab, bevor Sie sich für eine Kopfmassage entscheiden. Hier nun einige Symptome, bei denen Sie nicht massieren sollten:

Akupunktur

Massieren Sie nicht, wenn Ihr Partner bereits am selben Tag eine Akupunkturbehandlung hatte. Eine Massage würde den durch die Akupunktur angeregten Energiefluss stören.

Alkohol

Hat der Partner Alkohol im Blut, ist von einer Massage abzuraten.

Rückenprobleme

Bei Bandscheibenproblemen oder auch verletzten Rückenwirbeln, bei Schäden an der Wirbelsäule oder bei einem Schleudertrauma darf nicht massiert werden. Schicken Sie Ihren Partner stattdessen lieber zu einem Osteopathen, Chiropraktiker oder Physiotherapeuten. Ein normaler Muskelkater darf allerdings behandelt werden.

Baden

Der Partner kann vor der Behandlung duschen, sollte jedoch kein Bad nehmen. Dabei könnten eventuell überdehnte Muskeln noch mehr strapaziert werden, was zu zukünftigen Problemen führt.

Blutdruck

Partner mit hohem Blutdruck werden sanfter massiert als solche mit niedrigem Blutdruck.

Krebs

Krebspatienten nur sanft im Gesicht massieren und leichte Kopfwickel mit ätherischem Öl anlegen.

Arbeit

Fühlt sich der Patient nach der Massage müde, sollte er das Autofahren und das Bedienen von Maschinen vermeiden.

Mahlzeiten

Eine Kopfmassage sollte nicht direkt nach einer Mahlzeit ausgeführt werden. Warten Sie mindestens eine halbe Stunde nach einer kleinen Mahlzeit, mindestens eine Stunde nach einem gehaltvollen Essen.

Haut

Auf keinen Fall dürfen Sie bei offenen Wunden, Schnitten, Schwellungen, Verstauchungen, Verbrennungen, Karbunkeln, Sepsis, offenen Ekzemen, Schuppenflechte, Gürtelrose oder anderen Infektionen massieren.

Wenn Sie feststellen, dass Ihr Partner an irgendetwas leidet, was Sie nicht einordnen können, oder wenn nicht die Erlaubnis des Arztes oder Therapeuten eingeholt wurde, massieren Sie bitte nicht. Dies trifft zu auf Krankheiten wie Epilepsie, Schizophrenie, Down-Syndrom, klinische Depression, Migräne, Meningitis, Diabetes, Thrombosen, Embolien oder Herzprobleme, auch Ohnmacht bzw. Verwirrtheit.

In ganz seltenen Fällen habe ich eine Behandlung verweigert. Immer waren die Reaktionen auf meine Entscheidung positiv.

Wirksame Reinigung

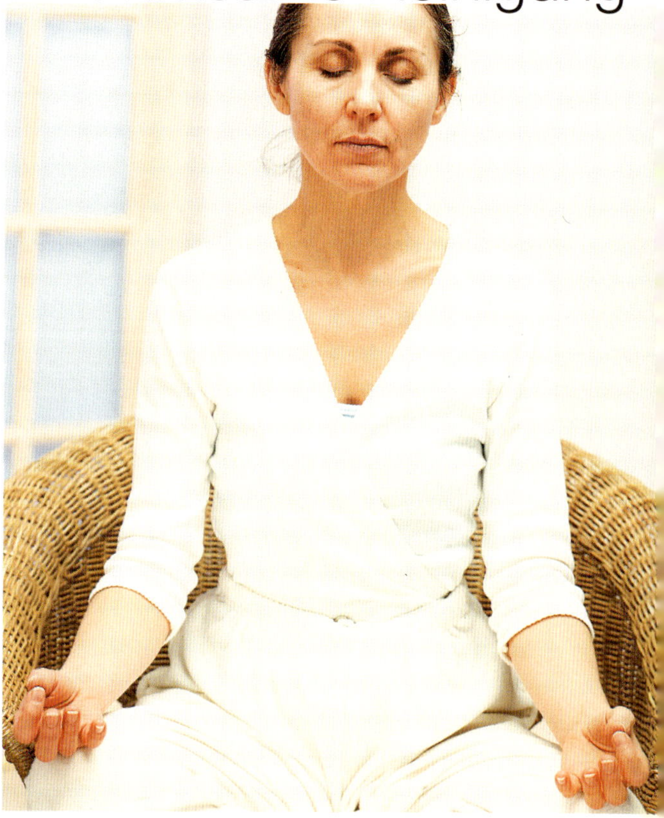

Den heiligen inneren Raum schaffen

Massage ist mehr als reine Körpertherapie. Wenn wir Menschen uns austauschen, ist ein feiner Fluss, ein Energieaustausch vorhanden. Diese Ansicht ist eine persönliche, aber sie wird von vielen geteilt. Vielleicht auch von Ihrem Massagepartner? Wenn Sie der Meinung sind, dass Ihre Fähigkeiten, sich für andere Menschen einzusetzen, sinnvoll sind, dann sollten Sie sich auch der potenziellen Gefahr bewusst sein, die von Ihrer Energie ausgeht. Bitte versuchen Sie für sich selbst die Wahrheit hinter hinter der rein körperlichen Seite der Massage zu suchen.

„Sich zentrieren" ist wichtig, damit Ihre Energie auf einen Punkt fixiert wird, von dem aus sie in Ihre Hände fließt – und von da aus weiter in die Kopfmassage, die Sie erteilen. Der Zustand ist der einer metaphysischen Ausgeglichenheit. Dieses Zentrum nennt sich Hara, das ist das japanische Wort für Bauch oder Unterleib. Die Chinesen nennen es Tan t'ien, die Yoga-/Tantra-Tradition bezeichnet es als Manipura Chakra. Das Zentrum liegt etwas oberhalb des Nabels. Es wird mit dem verdauungsfördernden Feuer in Verbindung gebracht, dem Sitz unseres Gefühlslebens. Es ist das Zentrum der Schwerkraft – der Kern unserer physischen Existenz.

Die persönliche Energie über Hara herauszufinden und dabei zu lenken bedeutet, dass Sie bei der Massage weniger Kraft aufbringen müssen. Sie können über längere Zeit arbeiten, ohne viel Energie zu verlieren. Vor jeder Therapie, die eine Berührung verlangt, zentrieren Sie sich einige Minuten. Dabei sitzen Sie im Schneidersitz auf dem Boden (evtl. mit einer Decke um die Hüften). Ihre Hüften sind höher als Ihre Knie positioniert. Nun die gesamte Wirbelsäule ausrichten und die Handrücken auf die Knie legen. Die Daumen halten die Zeigefinger. Die anderen Finger sind locker abgerundet. Schließen Sie die Augen. Konzentrieren Sie sich fest auf das Dritte Auge (Ajna Chakra). Pressen Sie das Steißbein flach auf den Boden. Dabei zulassen, dass die Wirbelsäule nach oben „fließt". Nehmen nun Sie den natürlichen Fluss Ihres Atems wahr. Lassen Sie zu, dass er seinen eigenen Rhythmus findet. Atmen Sie ein. Stellen Sie sich vor, Sie füllen Ihr Hara mit Stärke und Energie aus der Erde. Spüren Sie den Energiefluss, der nach oben ins Hara, von dort aus Ihre Arme entlang und in die Finger gelangt? Lassen Sie sich Zeit, bis Sie von selbst mit der Massage beginnen möchten. Sprechen Sie ein persönliches Mantra. Hier mein eigenes Mantra – ein Gedanke, den ich bei meinen Therapien immer im Kopf habe: „Im Zentrum meines Ichs erscheint ein strahlendes heilendes Licht."

Sich zu zentrieren ist Teil jeder Heilbehandlung.

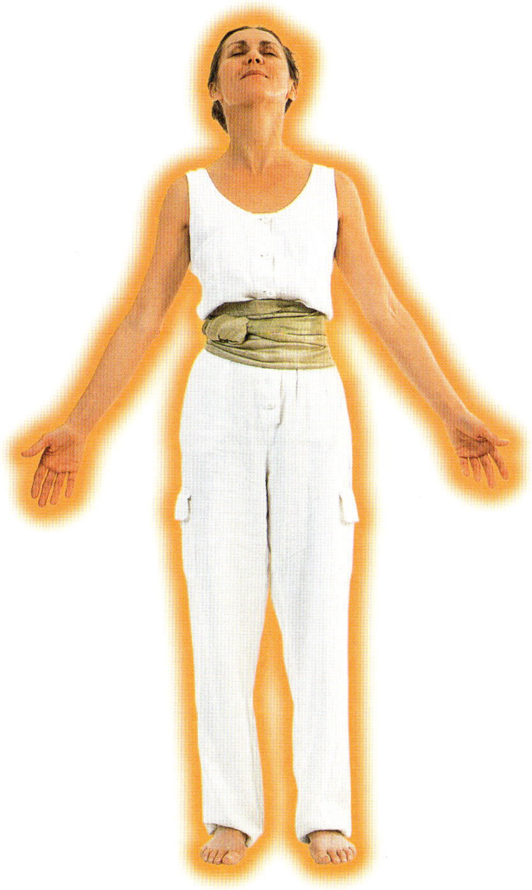

Der Wasserfall ist eine der sinnvollsten geistigen Reinigungsanwendungen.

Das Abbrennen von Salbei und das Verteilen der daraus entstehenden Aromen ist eine der bekannteren Reinigungsanwendungen der Indianer. Dabei wird Salbei, eine hocharomatische Pflanze, getrocknet und zu Bündeln geschnürt. Bevor ein Ort zur Heilung oder zur Opferung genutzt wird, verbrennt man ein Bündel. Dadurch entsteht eine sowohl körperliche als auch geistige Reinigung. Traditionell wird stets eine Adlerfeder zum Verteilen der Dämpfe benutzt. Die Dämpfe werden damit im gesamten Raum und um Heiler und Patient herumgefächert.

Der Wasserfall

Der Wasserfall und ähnliche Varianten sind eine geistige Reinigungsanwendung. Der Wasserfall wird am besten vor einer Heilung angewendet. Man kann ihn als ein Ritual anlegen, etwa während einer Dusche, oder als reine Vorstellung, falls konkretes Duschen nicht möglich ist.

Stellen Sie sich vor, Sie stehen unter einem kristallklaren Wasserfall. Er spendet Leben, und seine Wasser reinigen Sie von all Ihren täglichen Mühen. Auch die kleinen Sorgen und Ängste verschwinden durch seine Reinigung. Wasser sammelt sich zu Ihren Füßen, dann fließt es von dort hinaus in die Natur, wo es geklärt wird und zurück in den Strom des Lebens fließt.

Der Wasserfall kann auch gut nach einer Kopfmassage angewendet werden. Auch hier ist die Wirkung stets dieselbe: Er reinigt den Geist von Unreinheiten oder negativen und sorgenvollen Gedanken. Dabei ist es wichtig, dass die Stimmungen des Partners nach der Behandlung nicht auf Sie übergehen. Waschen Sie seine Stimmungen fort.

Salz ist allgemein bekannt für seine alchimistische Wirksamkeit: Es absorbiert negative Energien. Es gibt Therapeuten, die eine kleine Schale Salzkristalle in die direkte Nähe ihrer Massagebank stellen. Während der Behandlung lassen sie dann negative oder überflüssige Energien in die Schale gleiten. Salz wird durch langes Lagern in der Sonne gereinigt (ob man dann noch seine Speisen damit würzen sollte, ist allerdings eine andere Frage).

Nach jeder ausgeführten Kopfmassage sollten Sie sich selbst reinigen. Dies hat einen doppelten Vorteil: Geistig lösen Sie sich von Ihrem Partner, mit dessen Energie, Sorgen und Ängsten Sie kurzzeitig verbunden waren. Und Sie lassen von Ihrer Arbeit los. Denn jede Art von Heilbehandlung ist absolut bedingungslos. Lassen Sie frisches, fließendes Wasser über Ihre Hände und Handgelenke laufen oder stellen Sie sich einen Wasserfall vor, unter dem Sie sich duschen, falls kein Waschbecken vorhanden ist.

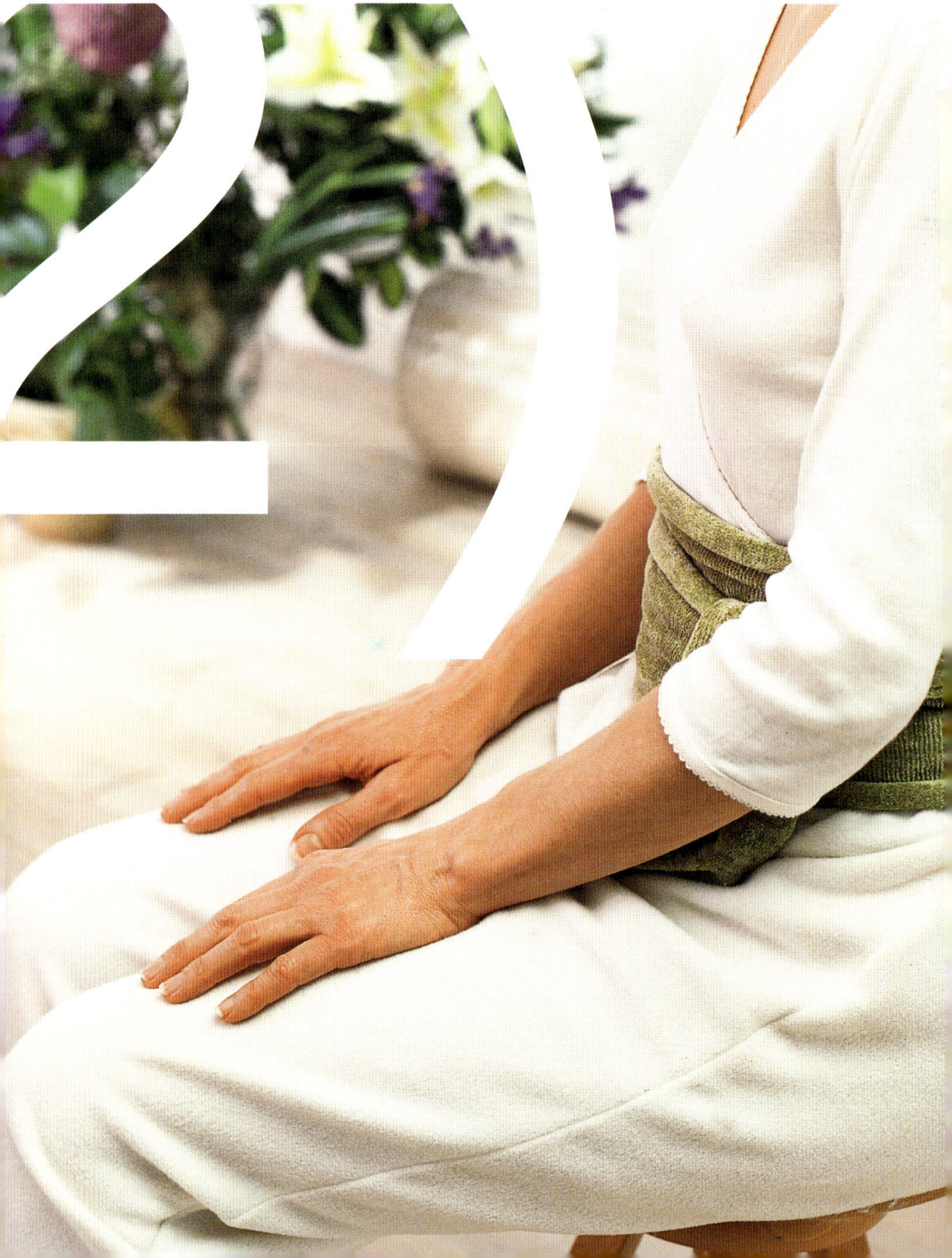
2

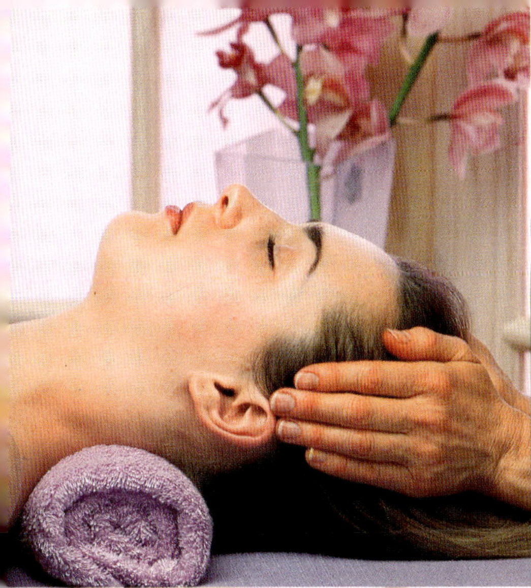

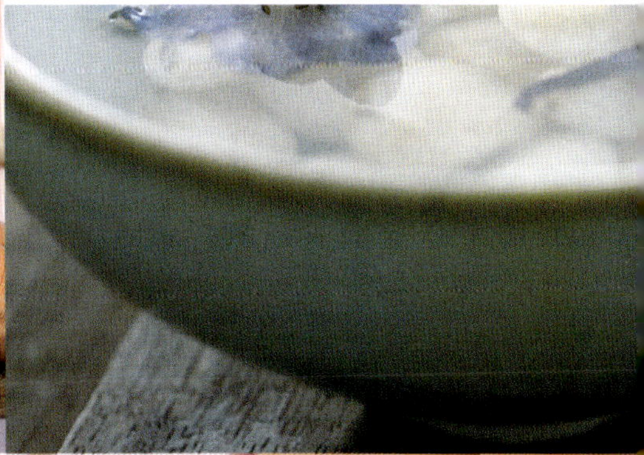

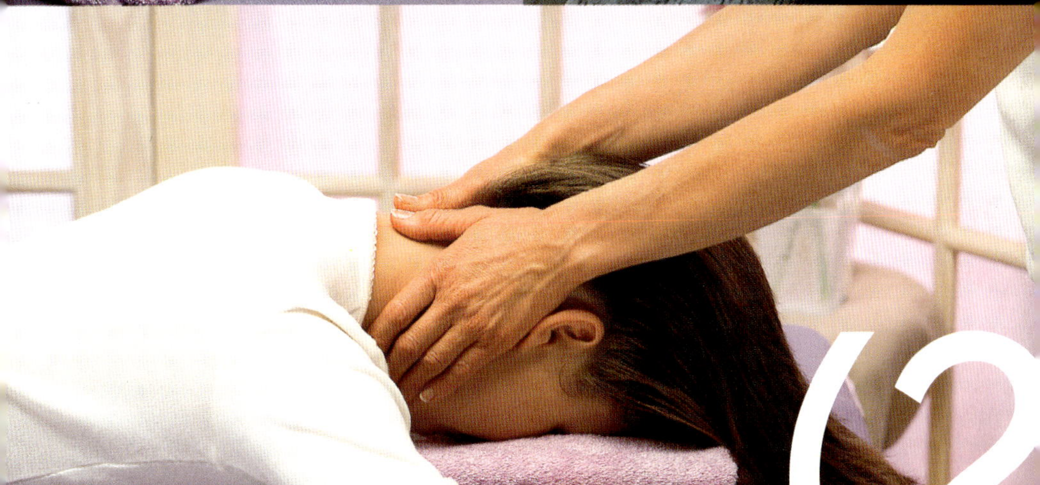

(2 Grundlegende Techniken

Sanfte Reibung

Sanftes Reiben wärmt die Muskeln auf und beruhigt. Die Streichungen können bei beinahe jedem jederzeit ausgeführt werden (Ausnahmen siehe Seite 29). Öle oder Lotionen sind nicht nötig. Die Bewegungen sind langsam und rhythmisch und daher nicht nur sehr angenehm für den Partner, sondern auch für den Massierenden. Gönnen Sie Ihrem Partner durch Streichungen ein wenig Ruhe vor den nächsten, etwas anstrengenderen Griffen. Auch die Geräusche, die die Friktionsgriffe verursachen, beruhigen und besänftigen den Patienten.

Die bekanntesten Griffe

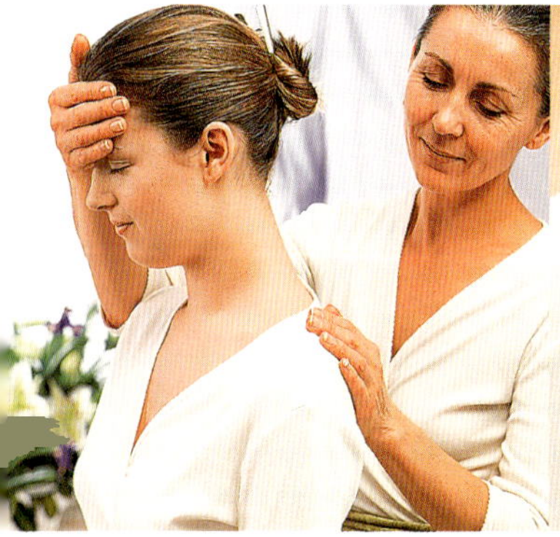

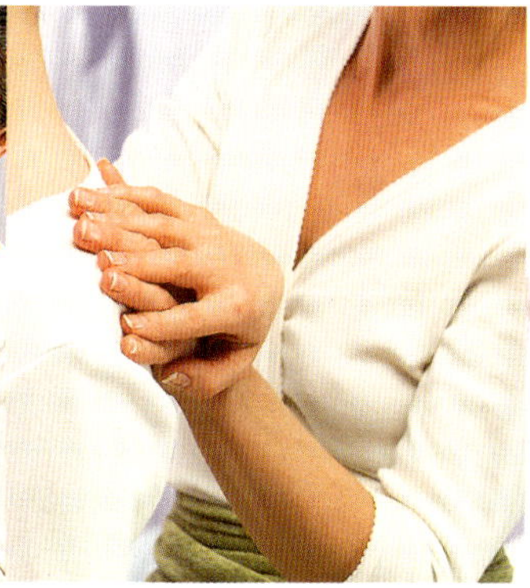

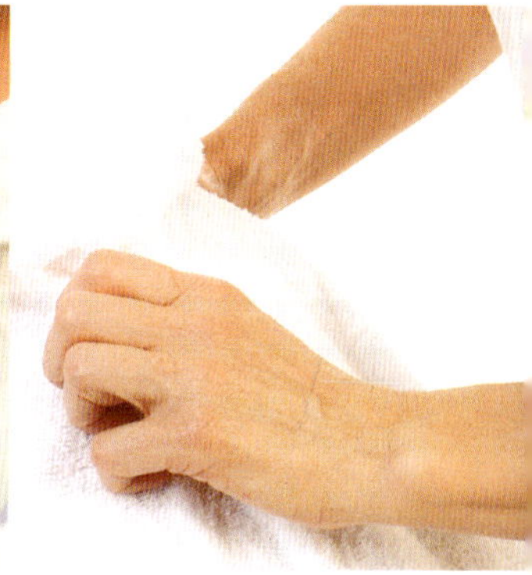

Sanfte Ausstreichung

Die sanfte Ausstreichung kann an Kopf, Haar, Gesicht, Nacken, Schultern und Rücken gut angewendet werden. Man streicht normalerweise am Anfang und am Ende einer jeden Behandlung aus. Dadurch werden die Muskeln als Vorbereitung auf die stärkeren Griffe erwärmt. Am Ende einer Behandlung werden die Muskeln mit dieser Streichung beruhigt. Streicht man etwas druckvoller in Richtung Herz, wird der Rückfluss des Bluts zum Herzen angeregt. Bei den sanfteren Streichungen vom Herzen weg verschwinden negative Energien.

Flechten

Das Flechten ist ein etwas druckvollerer Griff. Deswegen eignet sich das Flechten eher für Männer, da sie mehr Muskeln besitzen als Frauen. Die unterstützende Hand wird auf die aktive Hand gelegt (siehe Seite 35). Die Finger werden ineinander verflochten. So hat man einen guten Griff für die etwas größeren Körperpartien. Dann in einer großen oder kleinen Acht über die Körperpartien streichen.

Scheuern

Scheuern ist weniger großflächig oder punktiert als die sanfte Ausstreichung oder das Flechten. Scheuergriffe kann man sehr gut an allen kleineren Körperstellen vornehmen. Der Griff ist recht schnell, sodass man durch ihn Partien rasch und effektiv aufwärmen kann. Bilden Sie mit Ihrer aktiven Hand eine Klaue. Scheuern Sie dann mit den Flächen Ihrer Fingernägel in kleinen Kreisen über die entsprechenden Muskeln der Schultern sowie der Ober- und Unterarme. Klären Sie die Stärke des Drucks, den Sie dabei anwenden, mit Ihrem Partner ab.

Klopfmassage

Auch Klopfen und Zupfen gehört zu den Grundtechniken der Massage, entfällt aber hier, da beide Griffe für die Kopfmassage zu hart sind. Durch Klopfen und Zupfen wird das Bindegewebe stimuliert, Hautfunktionen werden angeregt und die Durchblutung gefördert. Im Grunde eignen sich diese kräftigen und schnellen Griffe nur für Schultern und Oberarme.

Entscheidend bei allen Griffen aber ist, die Hände entspannt und die Handgelenke locker zu lassen. Anfänger sollten dies an sich selbst ausprobieren – das ist gut gegen Cellulitis ... Schütteln Sie sorgfältig Ihre Hände aus, bevor Sie mit der Massage beginnen, das beugt Krämpfen vor. Massagegriffe niemals direkt auf der Wirbelsäule anwenden!

UNTERSTÜTZENDE UND AKTIVE HAND

Bei der Massage wird oft eine Hand ausschließlich zur Unterstützung eingesetzt, während die andere, aktive Hand, sämtliche Griffe vornimmt. Dabei hält die unterstützende Hand statisch die Energie und den Kontakt zum Partner, sie „hört" auf den Partner.

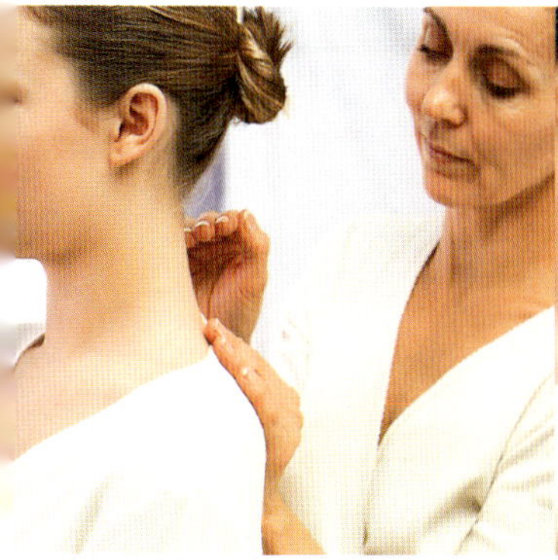

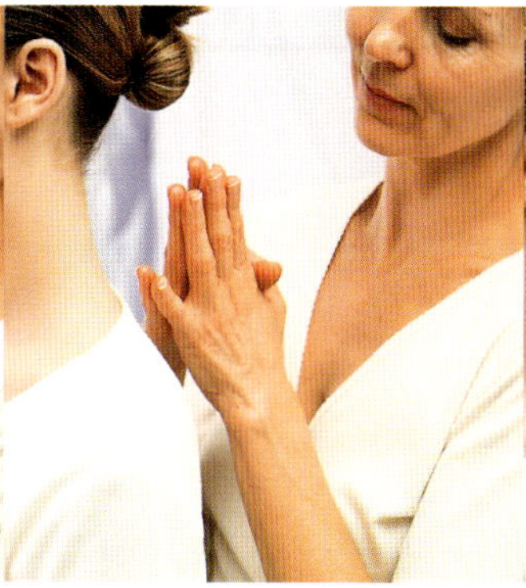

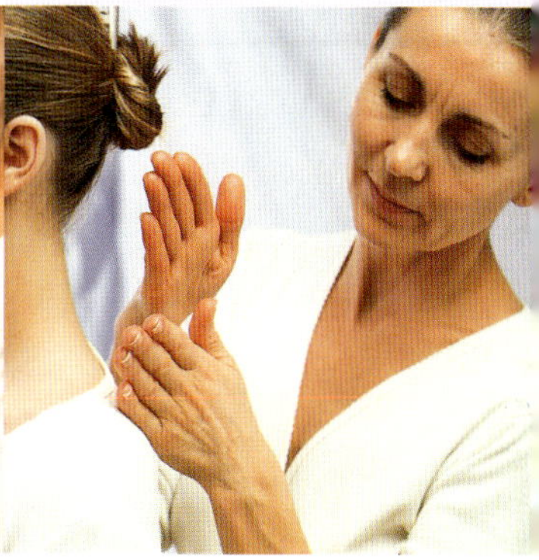

Klatschen

Klatschen ist eine schnelle Bewegung der Klopfmassage, bei der direkt an der Haut Luft aufgefächert wird. Das Ergebnis des Griffes auf nackter Haut ist ein leises Plopp. Formen Sie Ihre Hände an den Fingerknöcheln zu Krallen. Halten Sie Ihre Finger gerade. Klatschen Sie dannmit schnellen, abwechselnden Bewegungen auf die entsprechenden Partien . Gehen Sie methodisch vor, und achten Sie auf die Reaktion Ihrer Partner. Nicht länger als 30 Sekunden anwenden. Dann sanft ausstreichen.

Trommeln

Etwas stärkerer Griff als Klatschen. „Klickgeräusche" entstehen, wenn Ihre gespreizten Finger die Haut der Partnerin berühren. Die Handflächen leicht zusammendrücken, die Daumen überlappen sich. Die Finger sind leicht gespreizt. Mit den Kuppen der kleinen Finger nach unten trommeln. Die anderen Finger liegen dabei eng aneinander. Drei schnelle Griffe, dann loslassen und pausieren. Nun an einem anderen Muskel wiederholen. Ganz vorsichtig angewendet, eignet sich das Trommeln auch für Kopfmassagen. Dann sanft ausstreichen.

Hacken

Der druckvollste Griff der Klopfmassage. Der Hackgriff eignet sich sehr gut für den männlichen, stark bemuskelten Rumpf. Wie beim Karatesport werden die Hände gestreckt, die Daumen bleiben entspannt, die Finger liegen zusammen. Alternierend mit den Kanten von Fingern und Händen über die entsprechenden Muskelpartien hacken. Ihre Hände und Schultern bleiben dabei entspannt. Dieser scheinbar harte Griff muss mit dem Partner vorher abgeklärt werden. Führt man ihn korrekt durch, ist er sehr sinnvoll. Dann sanft ausstreichen.

Dehnen und Ausrichten

Dehnen und Ausrichten sind sanftes körperliches „Finetuning". Bitte nicht mit den professionellen Ansätzen gleichsetzen, die von Osteopathen, Chiropraktikern oder Physiotherapeuten angewendet werden. Dennoch ist ein sinnvolles Finetuning der körperlichen Ausrichtung entscheidend zur Korrektur einer schlechten Haltung, die so oft der Grund für chronische Schmerzen, Muskelbeschwerden, Kopfschmerzen, Migräne und Depressionen ist. Wenn Sie eine extrem falsche Ausrichtung an Ihrem Partner bemerken, schicken Sie ihn zu einem Arzt. Partner mit Schleudertrauma oder einem Wirbelsäulenschaden dürfen auf keinen Fall massiert werden. Dehnen und Ausrichten sollte an sitzenden oder stehenden Partner ausgeführt werden. Alternativ kann der Partner auf dem Boden knien. Unterstützen Sie ihn dann mit Ihren aufgestellten Knien und Oberschenkeln. Werden die Griffe korrekt ausgeführt, nehmen sie Spannung aus Nacken und Wirbelsäule heraus.

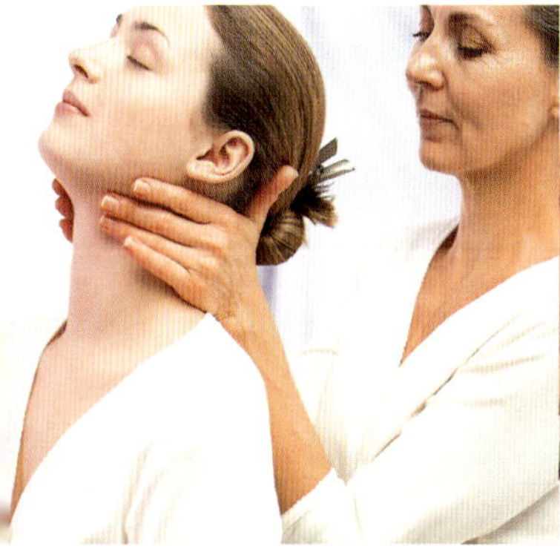

Ziehen

Erwärmen und entspannen Sie die Nacken- und Schultermuskeln der Partnerin durch Reiben. Sitzen oder stehen Sie gerade hinter der Partnerin, etwa einen halben Kopf höher als sie. Wiegen Sie ihren Kopf in Ihren Händen, dabei unterstützen Ihre Handflächen den Schädel und Ihre Finger den Kiefer. Nehmen Sie das Gewicht ihres Kopfes in die Hände. Die Hände leicht anheben, dabei sind die Unterarme mittig zwischen den Schulterblättern, links und rechts der Wirbelsäule. Den Kopf der Partnerin wieder zurückschieben, dabei die Unterarme sowohl als Unterstützung wie auch als Hebelmechanismus einsetzen. Zwei bis drei Atemzüge lang halten, zur Startposition zurückkehren und dreimal langsam wiederholen.

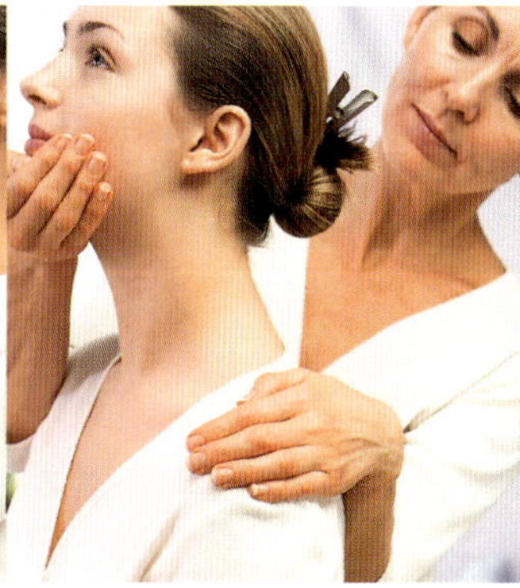

Kippen

Stehen oder sitzen Sie an einer Seite der Partnerin. Legen Sie Ihre aktive Hand unter das Kinn, um es zu unterstützen. Ihr anderer Unterarm liegt leicht auf dem Schultermuskel. Legen Sie die unterstützende Hand auf ihre Schulter. Während Sie langsam ihren Kopf zurückkippen, legen Sie Ihre unterstützende Hand auf ihre andere Schulter und den entsprechenden Unterarm unter ihren Nacken, um die Bewegung abzupuffern. Vorsichtig den Kopf vor- und zurückschieben, dabei die aktive Hand samt Unterarm zu Hilfe nehmen. Achten Sie darauf, dass die Partnerin in der Ausrichtung bleibt und nicht den Rücken krümmt, um sich der Dehnung anzupassen. Die Übung drei- bis sechsmal wiederholen.

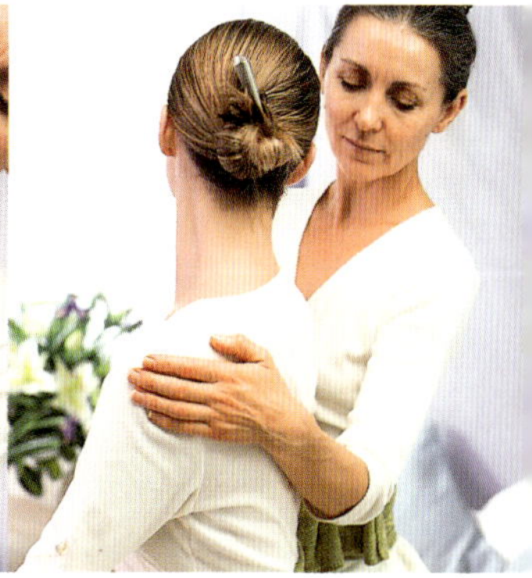

Drehen

Die unterstützende Hand und der Unterarm liegen auf den Schulterblättern der Partnerin. Ziehen Sie die Ihnen am nächsten liegende Schulter zurück, und drehen Sie dabei leicht den Oberkörper zu sich hin.
Die Partnerin soll dabei mit dem Oberkörper der Bewegung folgen. Ist die Wirbelsäule steif, kann nur der Kopf mit der Bewegung gehen. Nehmen Sie den Druck aus der Streichung und lassen Sie die Partnerin in ihre ursprüngliche Position zurückkehren. Dreimal wiederholen. Dann wechseln Sie die Seite und wiederholen dort das Ganze dreimal.

Wiegen und Streichen

Diese Anwendung wird mit entspannenden, beruhigenden Griffen durchgeführt. Sie kann jederzeit während einer Behandlung vollzogen werden. Die gesamten Bewegungen sind leicht und rhythmisch. Sie sind schnell erlernbar. Sie eignen sich auch wunderbar dazu, die Hände der Masseurin zu entspannen. Ich stelle hier den Wiegegriff vor, unter anderem, um zu illustrieren, wie wichtig seine unterstützende und beruhigende Wirkung gerade auf Menschen, die sich vor Berührung scheuen, ist. Manchmal kann Massage lange unterdrückte Gefühle und Anspannungen wecken. Scheuen Sie sich dann nicht davor, entsprechend zart und mitfühlend zu reagieren – Sie wissen selbst, was sich schickt und was nicht. Die Bilder auf dieser Seite zeigen meine Tochter Emily und mich bei einer Massagebehandlung.

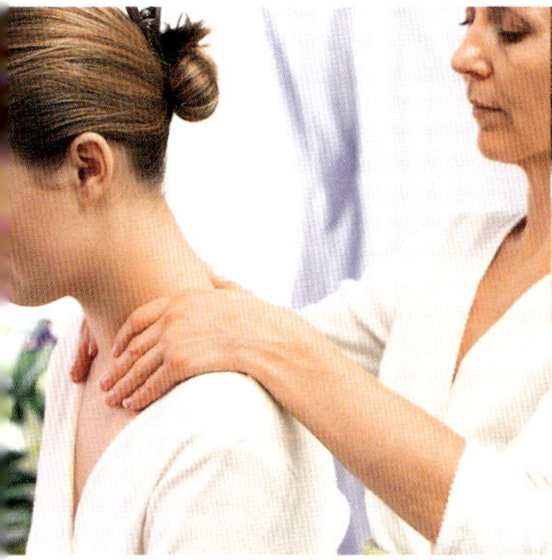

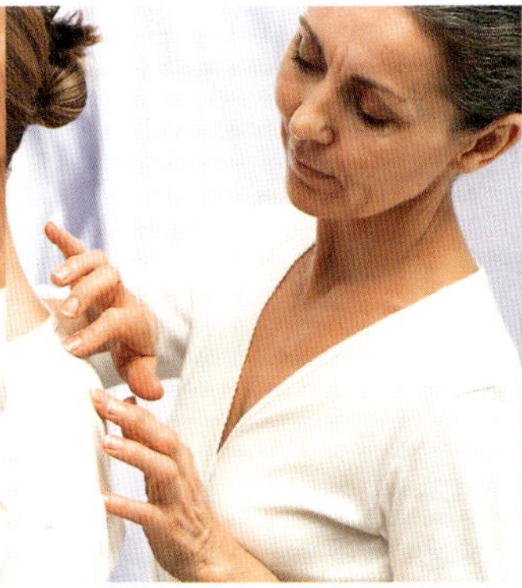

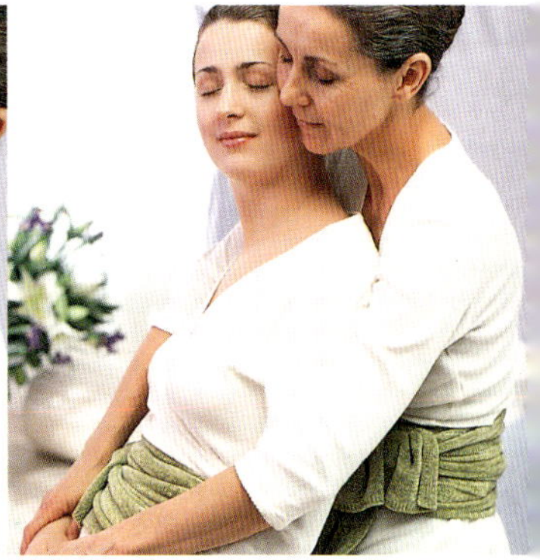

Kreisen

Ihre Hände liegen leicht auf ihren Schultern, links und rechts des Nackens. Ihre Daumen liegen links und rechts der Wirbelsäule, so weit weg von ihr wie möglich. Beginnen Sie damit, nach außen, dann nach innen zu kreisen. Geben Sie bei dieser Kreisbewegung auf der oft überstrapazierten Partie zwischen den Schulterblättern mit den Daumen vollen Druck. Zuerst nach außen kreisen (rechter Daumen im Uhrzeigersinn, linker Daumen gegen den Uhrzeigersinn) entlang der Partie, die dem Schulterblatt am nächsten ist. Sie können in weiteren Kreisen den Rücken heraufmassieren bis zum Nacken. Passen Sie dann Ihre Handhaltung den großflächigeren Bewegungen an.

Tippen

Das Tippen ist bei weichen Muskelpartien sinnvoll. Bewegen Sie die Finger dabei einzeln über das Muskelgewebe, wie über die Tasten eines Klaviers. Der Druck, den Sie dabei anwenden, liegt in Ihrem persönlichen Ermessen und dem Ihrer Partnerin. Das Tippen ist ideal für den Schädel und entlang des Nackens. Den Druck erzeugen Sie über Ihre Fingerspitzen. Achten Sie also darauf, dass Ihre Nägel kurz gefeilt sind. Am Ende mit verschränkten Fingern ausstreichen.

Wiegen

Eignet sich hervorragend dazu, um eine Behandlung zu beenden oder um eine kurze Pause während einer Sitzung einzulegen. Wiegen Sie den Körper der Partnerin nahe an Ihrem. Wiegen Sie sanft hin und her oder in kleinen Kreisen.

Entgiftung

Das Lymphsystem unterstützt den Flüssigkeitsabfluss in Gewebe und Blut. Es schützt uns vor Krankheiten und beseitigt überflüssiges Zellgewebe. Die milchige Lymphflüssigkeit zirkuliert durch Gefäße, die vor allem im Nacken, den Achselhöhlen, der Leistengegend, den Kniekehlen und in der Rumofmitte gehäuft auftreten.

Die entgiftenden Massagetechniken auf diesen Seiten erzeugen dabei eine Art Pumpsystem, das den Lymphabfluss anregt.

Behandeln Sie keine Patienten, die an Schleudertrauma oder einer ähnlichen Nackenverletzung leiden.

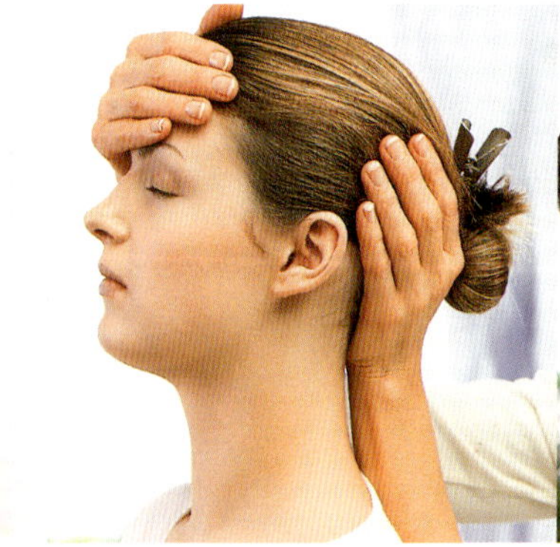

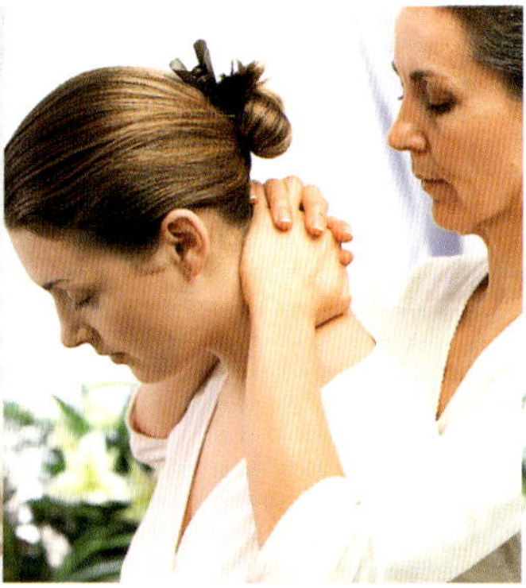

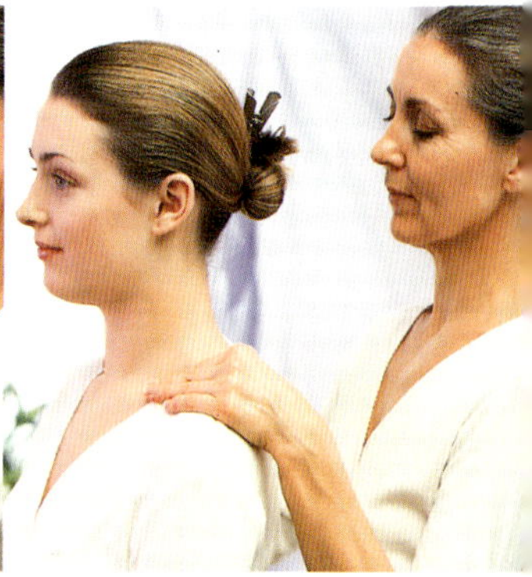

Pressen

Umfassen Sie die Stirn der Partnerin mit Ihrer unterstützenden Hand und kippen Sie ihren Kopf zunächst ein wenig nach vorne. Der Ballen Ihrer aktiven Hand presst an einer Seite des Nackens, entlang der Linie des Nackenmuskels, hoch bis zum Schädel. Dort noch etwa 3–4 Sekunden halten, dann auf der anderen Nackenseite wiederholen. Am Ende auch wieder halten.

***Variation** Die Fingerspitzen der aktiven Hand anstelle des Handballens einsetzen. Das steigert den Druck, was bei besonders steifen Muskeln sinnvoll ist.*

Heilender Druck

Wenn die Partnerin Kopf und Oberkörper entspannt hat, kippen Sie ihn leicht nach vorne. Verschränken Sie Ihre Finger. Legen Sie sie auf den unteren Nacken. Die Handballen zusammendrücken und damit Druck auf die Nackenmuskeln ausüben. Etwa 2–3 Sekunden halten, dann den Druck langsam abbauen.

Zwei- bis dreimal wiederholen.

***Variation** Der Handballendruck kann auch gut an Schultermuskeln und Oberarmen ausgeübt werden. Am Ende langsam ausstreichen.*

Greifen und Heben

Hierbei greifen und heben Sie die Schultermuskeln an. Sie beginnen nahe des Schultergelenks. Setzen Sie Ihre Daumen sowie Zeige- und Mittelfinger ein. Erst greifen, dann heben und schließlich noch etwa 2–3 Sekunden halten. Loslassen. Nun bewegen Sie Ihre aktive Hand näher zum Nacken der Partnerin. Dort den Griff wiederholen, bis die gesamte Muskelpartie massiert worden ist. Über den Nacken (und die Arme, wenn gewünscht) langsam ausstreichen.

Stimulierende Massage

Lassen Sie sich von der langhaarigen Partnerin auf diesen Seiten nicht verwirren. Diese Massage kann auch bei kurzem Haar oder kahlem Schädel angewendet werden, denn sie zielt in der Hauptsache darauf ab, die Kopfhaut zu stimulieren. Außer bei der Haarwäsche wird unsere Kopfhaut selten trainiert. Schlechte Durchblutung und entsprechende Schuppenbildung sind die Folge. Das kann bis hin zu Müdigkeit und Erschöpfung reichen. Jemand, der unter Kopfschmerzen leidet, kann es sich schlecht vorstellen, aber es ist wirklich so: Das Ziehen an den Haaren nahe der Kopfhaut bringt oftmals unmittelbare Erleichterung. Alternativ hierzu können die Fingerspitzen die Kopfhaut in kräftigen Kreisbewegungen hin- und herschieben.

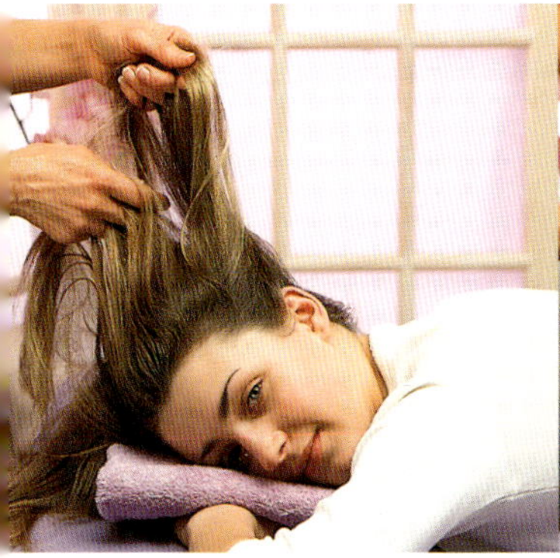

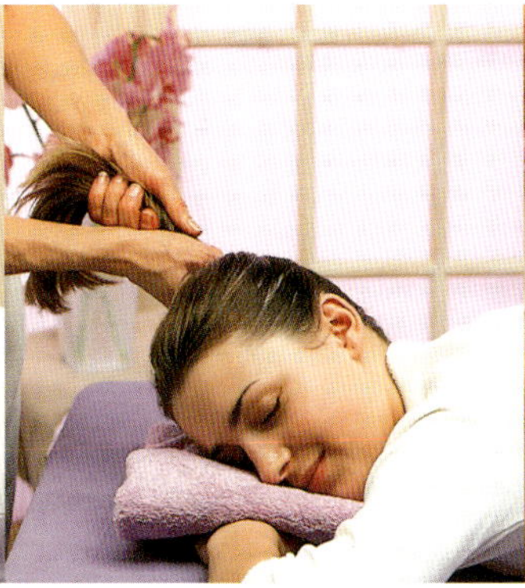

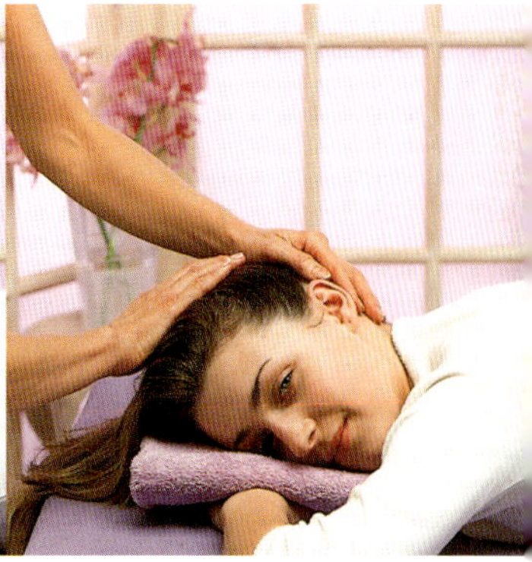

Heben und Lüften

Ihre Partnerin liegt auf dem Bauch. Kämmen Sie ihr Haar, massieren Sie mit den Fingerspitzen ihre Kopfhaut. Kämmen Sie die Haarspitzen durch, lassen Sie sie durch Ihre Finger gleiten. Auf der gesamten Kopfhaut wiederholen, das erfrischt die Partnerin.

***Variation** Kopfhaut und Haar mit einer Naturborstenbürste behandeln. Das Haar dabei aus dem Nacken der Partnerin streichen.*

An den Haaren ziehen

Binden Sie das Haar zu einem Knoten. Ziehen Sie mit Ihrer aktiven Hand leicht daran. Zwei- bis dreimal wiederholen.

***Variation** Ziehen Sie das Haar büschelweise leicht vom Kopf weg und drehen Sie die Büschel. Das bewegt die Muskeln der Kopfhaut. Hilft gegen Spannungskopfschmerz.*

Streicheln

Streicheln Sie über das Haar (oder den Kopf). Beginnen Sie am unteren Nacken oder noch tiefer bei den Schulterblättern. Mehr als zehnmal wiederholen, dann auf der anderen Seite des Kopfes von vorne beginnen.

Grundlagen der Hiki-Massage

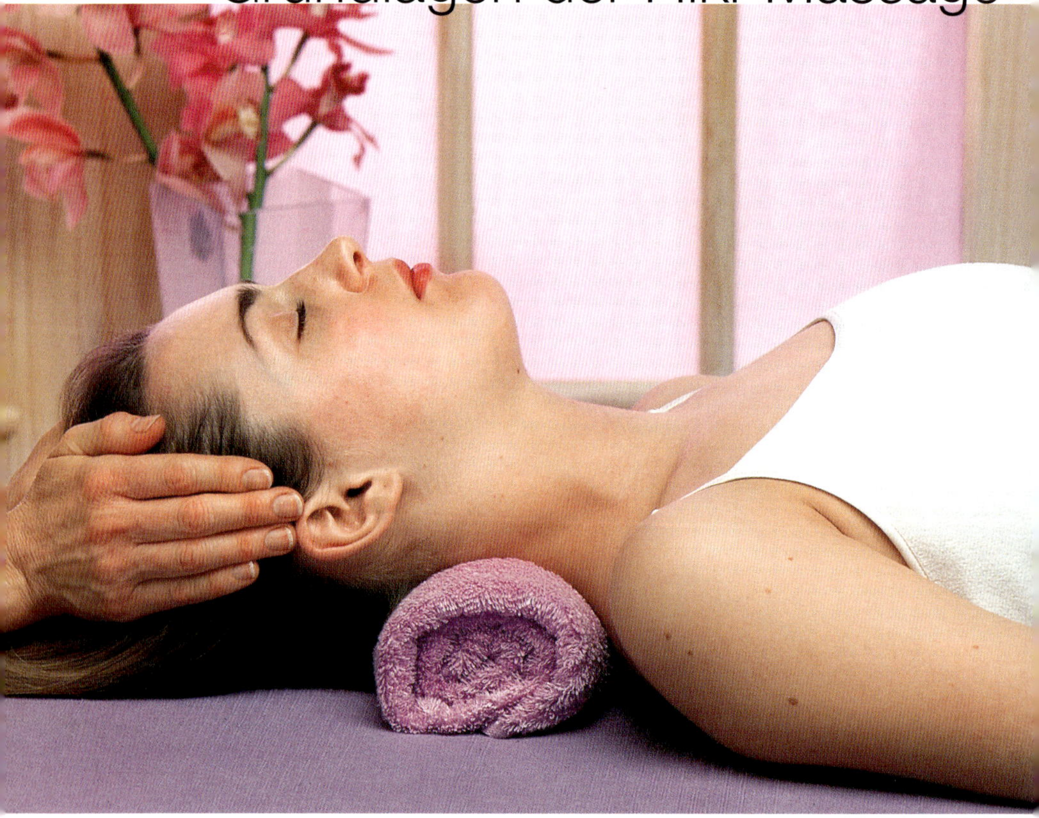

Bei dieser Art der Massage ist es am sinnvollsten, wenn die Partnerin auf dem Boden liegt. Alternativ könnte sie auf einem Hocker oder Stuhl sitzen, wobei ihr Kopf auf der Höhe Ihrer Taille sein sollte. Sie kann auch auf einem Kissen vor Ihnen sitzen, und Sie stützen ihren Rumpf. Wenn Sie die liegende Position bei der Partnerin bevorzugen, unterstützen Sie ihren Nacken während der ersten Hälfte der Behandlung mit einem eingerollten Handtuch.

Hiki vereint alle Streichungen der Kopfmassage, die Sie bisher kennen gelernt haben. Schminken Sie vor der Behandlung das Gesicht der Partnerin ab. Träufeln Sie vor der Massage ein wenig Trägeröl oder unparfümierte Lotion auf Ihre Fingerspitzen.

△ 1) Den Kopf wiegen

Den Kopf sanft in den Händen wiegen. Dabei berühren ihre Fingerspitzen die Ohren der Partnerin. Halten Sie ein Minute inne, um sich zu zentrieren, und um der Partnerin die Möglichkeit zu geben, sich an Ihre Berührung zu gewöhnen.

Achtung: Die Partnerin darf bei der Behandlung keine Kontaktlinsen tragen.

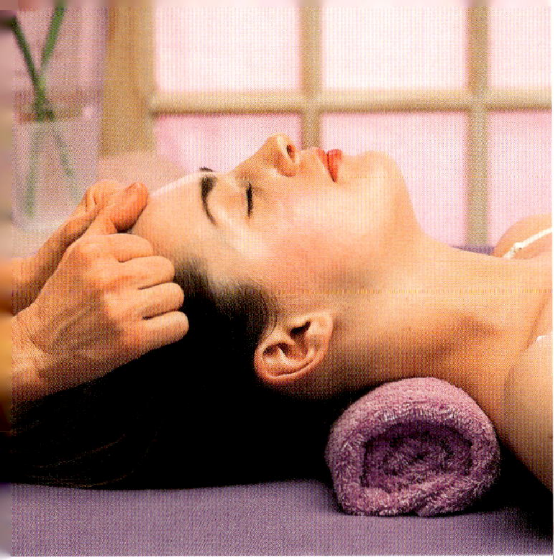

◁ 2) Die Stirn sanft ausstreichen

Stellen Sie sich die Stirn in waagerechte, 1 cm breite Streifen unterteilt vor. Mit Ihren Daumen von der Mitte der Stirn aus mit moderatem Druck nach außen streichen, oben an der Stirn entlang. Fahren Sie fort bis zu den Schläfen. Beenden Sie diese Streichung mit einer sanften Kreisbewegung von etwa 1 cm Durchmesser.

Wiederholen, bis die Stirn entspannt ist.

3) Um die Schläfen kreisen ▷

Mit den Daumenspitzen aus im Uhrzeigersinn um die Schläfen kreisen. Sechs-mal wiederholen. Die Streichung dabei sanft anwenden.

Einige Sekunden innehalten, dann die Berührung beenden.

Nutzen

Sehr sinnvoll, um Spannungskopfschmerz und Stress zu mildern. Weckt ein Gefühl der Ruhe und Geborgenheit.

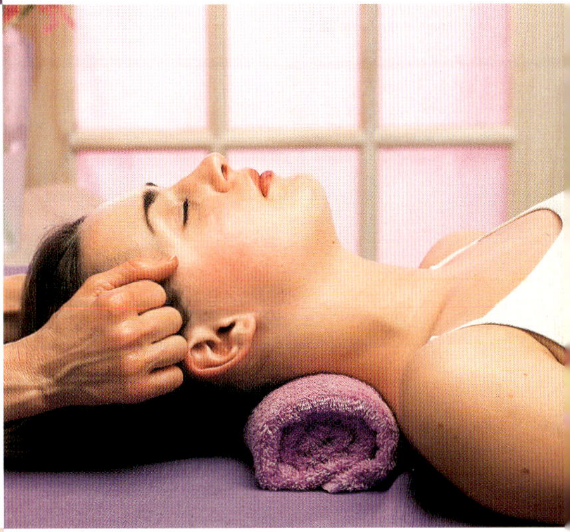

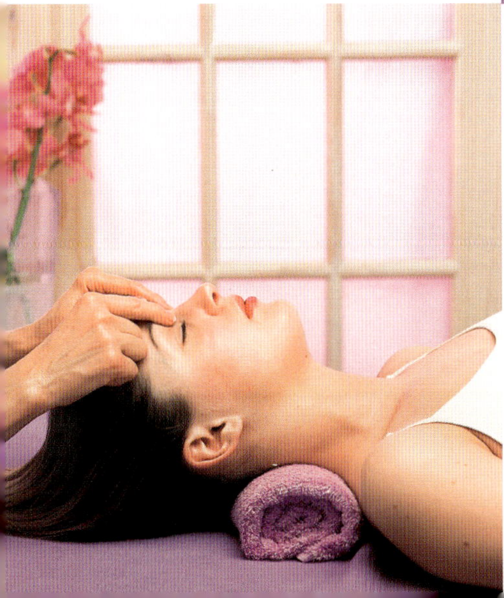

◁ 4) Das Nasenbein kneifen

Ihre Zeigefinger pressen gegen die Nasenwurzel. Einige Sekunden halten.

Beide Zeigefinger wandern vom Nasenbein zu den Augenrändern hin. Etwas stärker pressen und einige Sekunden halten.

Die Finger etwa 1 cm vom oberen rand der Augenhöhle aufsetzen, Druck ausüben, halten und loslassen.

Weiter an der Augenhöhle entlang aufsetzen und pressen, bis Sie so weit wie möglich von der Nase entfernt sind. Zum Ausgangspunkt zurückkehren und unterhalb des Auges wiederholen. Zum Abschluss einen Zeigefinger auf die Nasenwurzel legen, halten und loslassen.

Grundlagen der Hiki-Massage

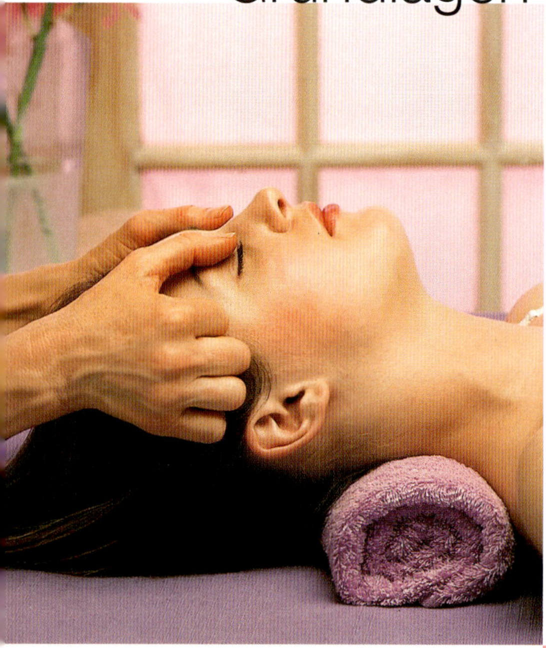

◁ 5) Augenlider sanft ausstreichen

Beginnen Sie genau neben der Nase mit dem Ausstreichen der Augenwinkel. Ganz langsam und sanft streichen beide Daumen über die geschlossenen Augenlider. So wenig Druck wie möglich anwenden. Stellen Sie sich vor, Sie glätten lediglich die kleinen Fältchen an diesen Partien. Dreimal wiederholen.

Am Ende die Augenwinkel leicht drücken, halten und loslassen.

Nutzen

Besänftigt müde Augenpartien.

6) Die Wangenknochen pressen ▷

Die Spitzen Ihrer Zeige- und Mittelfinger liegen links und rechts neben der Nase, direkt unter dem jeweiligen Augenwinkel.

Mit stärkerem Druck pressen die Fingerspitzen entlang der unteren Enden der Wangenknochen. Bis zu den Ohren pressen. Mit den Fingerspitzen einmal auf den Schläfen kreisen.

Die Streichung wiederholen, mit einer kreisenden Bewegung abschließen.

Die Schläfen leicht mit dem Zeigefinger pressen und den Druck halten, dann die Berührung beenden.

Variation *Mit kleinen kreisenden Bewegungen von den Nasenseiten zu den Schläfen wiederholen.*

Nutzen

Entspannt das Gesicht.

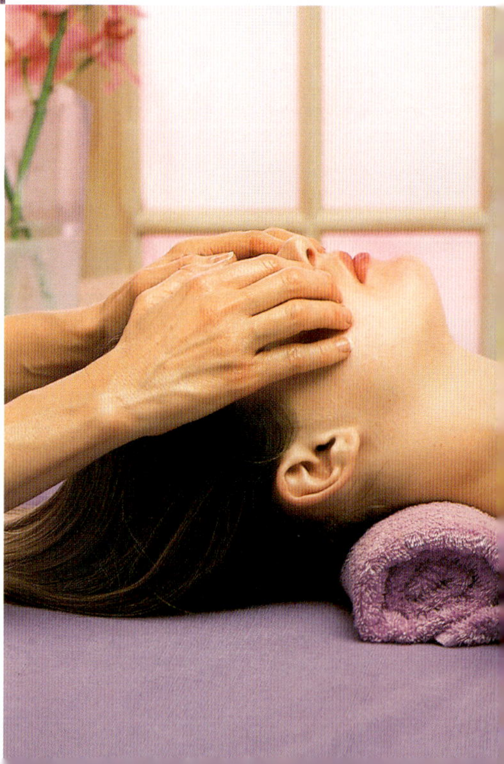

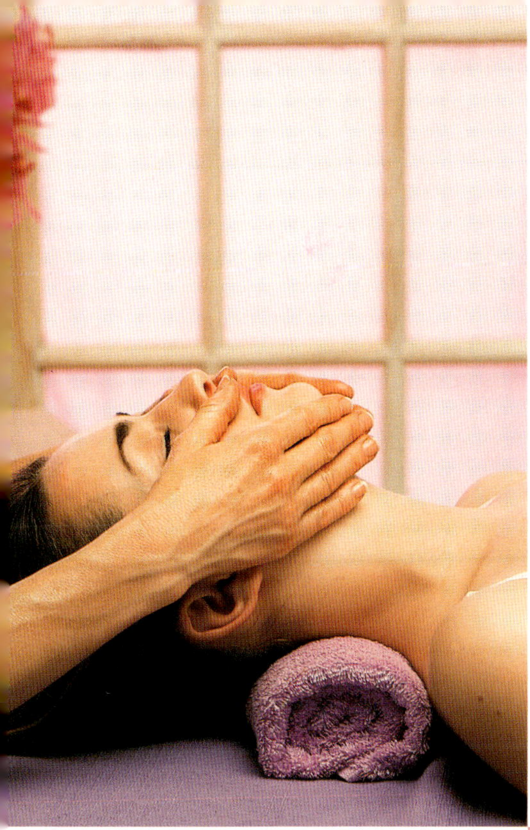

◁ 7) Lippen sanft ausstreichen

Stellen Sie sich vor, die untere Gesichtshälfte der Partnerin ist in drei Bereiche unterteilt: der Bereich oberhalb der Lippen, die Lippen selbst und der Bereich unterhalb der Lippen.

Klatschen Sie auf die Kieferpartie, wobei Sie Ihre Daumen auf die Oberlippe legen. Nach außen streichen, dann etwas nach oben Richtung Nacken auf die Wangen und vor die Schläfen wandern. Mit einer kleinen Kreisbewegung beenden. Dreimal wiederholen.

Das Ganze auf den Lippen wiederholen, dabei immer mit einer kreisenden Bewegung um die Schläfen beenden.

Zum Abschluss die Schläfen sanft mit dem Zeigefinger pressen, halten und die Berührung beenden.

8) Kinn und Kiefer sanft ausstreichen ▷

Die Hände klatschen auf die Kiefer. Die Haut des Kinns fest zwischen Zeigefingern und Daumen kneten.

Streichen Sie dann mit Druck entlang der Kieferlinie und schließen Sie mit sechs kleinen, kreisenden Bewegungen genau unterhalb der Ohrläppchen ab. Mit denselben kreisenden Bewegungen der Zeige- und Mittelfinger die gesamte Gesichtspartie massieren. Ihre Daumen, die leicht auf den Schläfen der Partnerin ruhen, sind dabei Ihre Anhaltspunkte.

Zum Abschluss leicht mit den Handballen auf die Kiefergelenke pressen.

Nutzen

Neuralgien, Ohren- und Kopfschmerzen wird so vorgebeugt; wenn ein Patient bereits unter diesen Schmerzen leidet, werden sie gemildert.

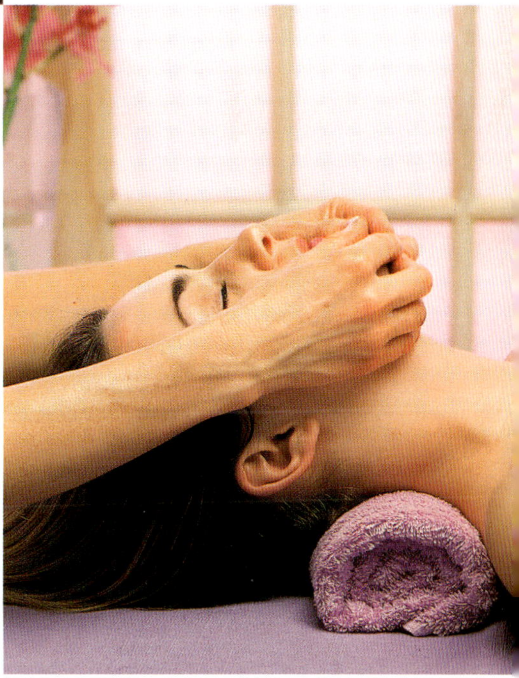

Grundlagen der Hiki-Massage

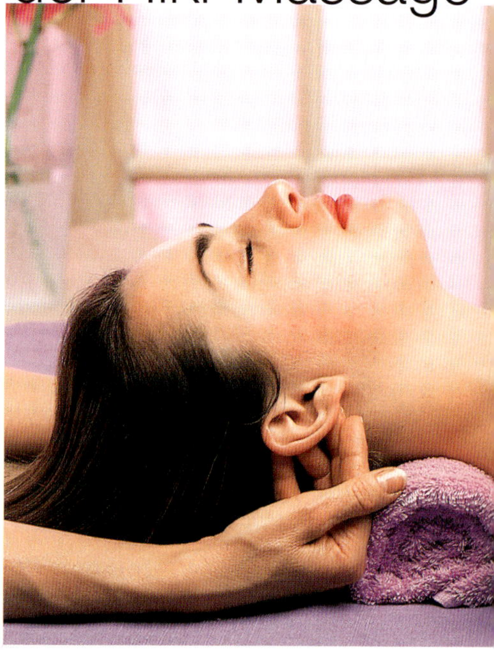

9) Hinter dem Ohr pressen ▷

Jedes Ohr einzeln massieren. Den Kopf der Partnerin erst leicht auf die Seite legen. Sanft mit den Fingerspitzen hinten das Ohr entlangstreichen. Dreimal wiederholen.

Den Kopf der Partnerin zentrieren, dann auf die Ihnen abgewendete Seite legen. Die Übung am anderen Ohr wiederholen.

Nutzen

Lindert Ohrenschmerzen.

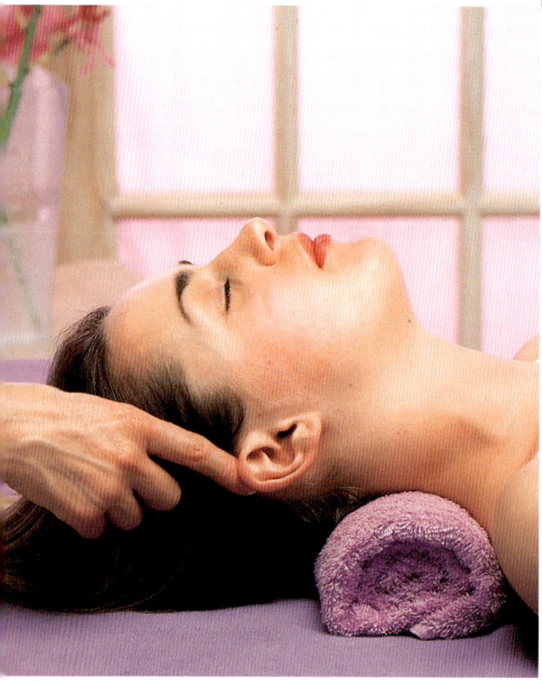

◁ 10) Über dem Ohr streichen

Immer nur ein Ohr massieren. Den Kopf der Partnerin sanft auf eine Seite legen. Vorsichtig mit der gesamten Länge des Zeigefingers mehrere Male „V-förmig" zwischen Ohrspitze und Kopf hin- und herstreichen.

Den Kopf der Partnerin zentrieren, dann auf die Ihnen abgewendete Seite legen. Die Übung am anderen Ohr wiederholen.

Nutzen

Lindert Ohrenschmerzen.

11) Das Äußere der Ohren kneifen ▷

Sanft die äußeren Ohrseiten zwischen Daumen und Zeigefingern kneifen. Dabei fangen Sie an der Ohrspitze an und arbeiten sich von da aus hinunter zum Ohrläppchen.

Kneifen und ziehen Sie das Ohrläppchen herunter. Etwa 2–3 Sekunden halten, dann zwei- bis dreimal wiederholen.

Zum Abschluss die Handflächen gegeneinander reiben, bis sie erwärmt sind, dann leicht auf die Ohren der Partnerin legen. Halten, damit die Wärme durchdringen kann.

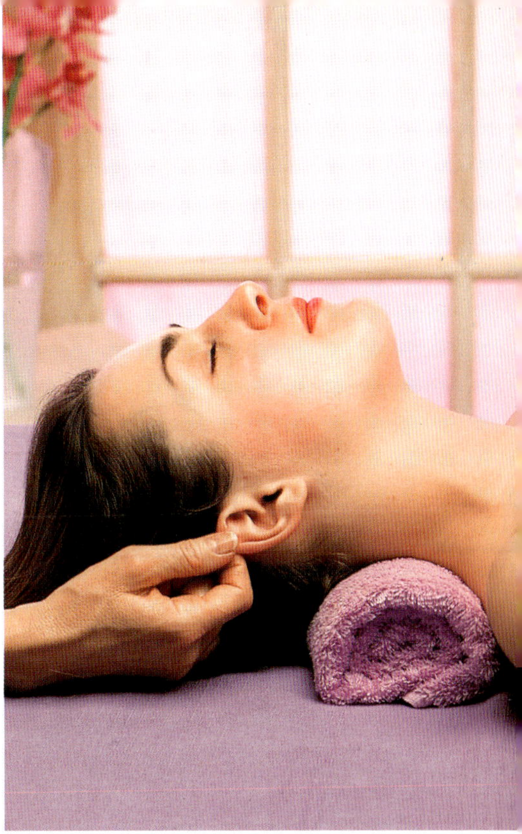

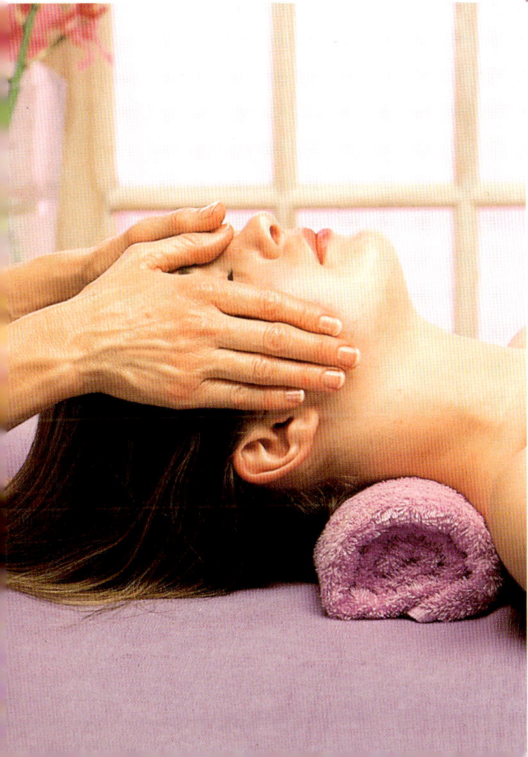

◁ 12) Das Gesicht sanft ausstreichen

Ihre Daumen kreuzen sich sanft auf der Nasenspitze der Partnerin. Ihre Hände ruhen auf ihrem Gesicht und bedecken so ihre Augen.

Kurze Zeit halten. Dann die Hände langsam nach oben gleiten lassen, wobei die Daumen leicht erst die Nase, dann die Stirn der Partnerin pressen. So streichen Sie sanft Ärger und Stress aus.

Gleiten Sie entlang der Schläfen, und zwar in sanften Kreisbewegungen gegen den Uhrzeigersinn, zum eigenen Körper hin. Zum Abschluss sanft die Kanten Ihrer Daumen an die Schläfen der Partnerin drücken. Halten, dann Berührung beenden.

Grundlagen der Hiki-Massage

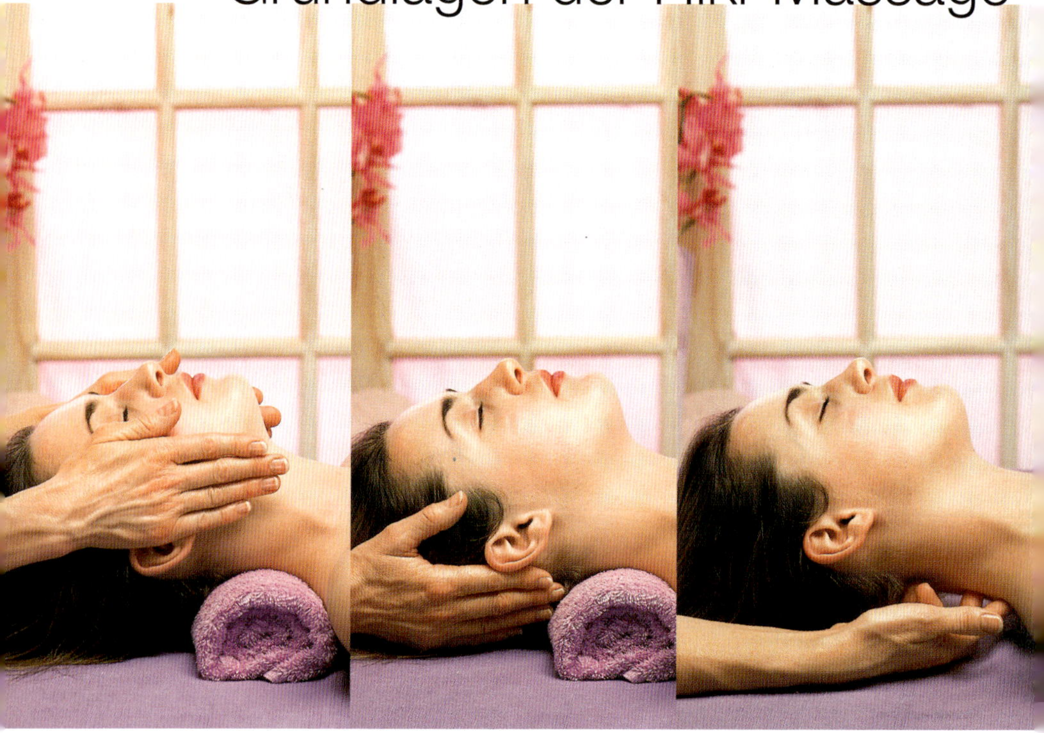

△ 13) Schläfen und Wangen pressen und umkreisen

Halten Sie die Schläfen der Partnerin etwa 5–10 Sekunden in Ihren Handflächen. Dann massieren Sie die Schläfen im Uhrzeigersinn von sich aus gesehen, und zwar mit starkem Druck Ihrer Handflächen. Das Ganze sechsmal wiederholen.

Mit kreisenden Bewegungen hinunter zu Wangenknochen und Wangen streichen. Sechs weitere Male kreisen, um das gesamte Gesicht zu stimulieren.

△ 14) Den Kopf pressen

Hände sanft auf die Ohren legen und hinter den Ohren halten. Dann pressen und 5–10 Sekunden halten. Den Druck etwas mildern. Das Ganze dreimal wiederholen.

Nutzen

Schafft Erleichterung bei Spannungskopfschmerz.

△ 15) Pochen

Entfernen Sie das zusammengerollte Handtuch unter dem Kopf der Partnerin.

Die unterstützende Hand unter seinen Kopf legen. Pochen Sie mit den Fingern Ihrer aktiven Hand an ihrem unteren Nacken und den Schultern, um dort aufgebaute Spannungen zu lösen.

Dann die Handposition wechseln, um die andere Seite der Partnerin zu behandeln.

Jede Seite etwa 30 Sekunden behandeln, dann besonders verhärtete Partien nochmals massieren.

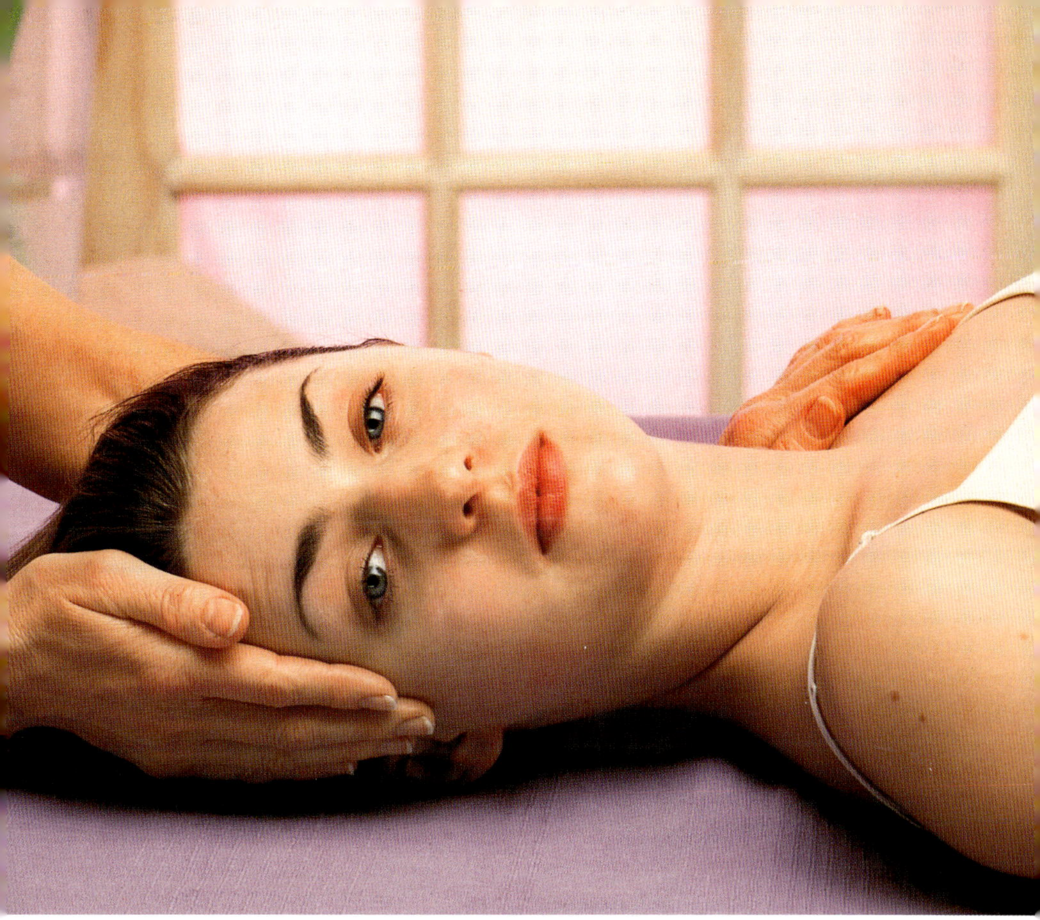

△ 16) Nacken und Schultern entspannen

Legen Sie den Kopf der Partnerin auf eine Seite, und halten Sie ihren Kopf mit Ihrer unterstützenden Hand.

Pressen Sie mit Ihrer aktiven Hand die gegenüberliegende Schulter, dann halten Sie sie etwa 2–3 Sekunden. Loslassen und dreimal wiederholen. Legen Sie den Kopf der Partnerin auf die andere Seite, und halten Sie den Kopf mit Ihrer unterstützenden Hand. Mit Ihrer aktiven Hand die gegenüberliegende Schulter, pressen, diese etwa 2–3 Sekunden halten. Loslassen und dreimal wiederholen.

Variation *Sie nehmen dieselbe Position ein, streichen nun aber über Schulter und Oberarm, fahren unter der Schulter fort entlang der Schultermuskeln und dann hinauf zum Nacken. Das Ganze in einer durchgehenden, großen, kreisenden Streichung. Zwei- bis dreimal auf jeder Seite wiederholen.*

Nutzen

Lindert verstärkt Verspannungen an Nacken und Schultern, besonders nach einer langen Autofahrt.

Grundlagen der Hiki-Massage

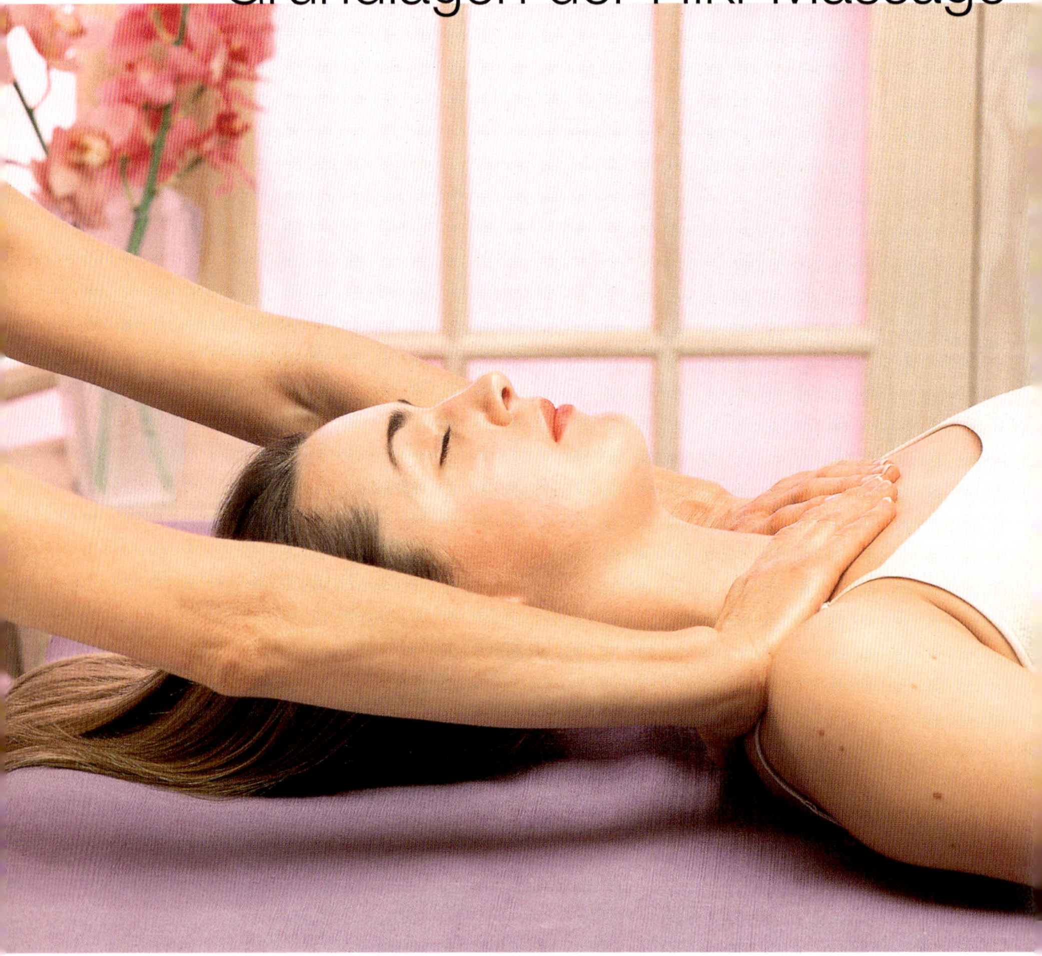

△ 17) Den Brustkorb pressen

Legen Sie Ihre Hände auf die Schultern, Ihre Handballen gegen die Schultermuskeln und Ihre Finger in Form eines Dreiecks auf den oberen Brustbereich.

Kräftig herunterpressen, dann 5–10 Sekunden halten. Loslassen und dreimal wiederholen.

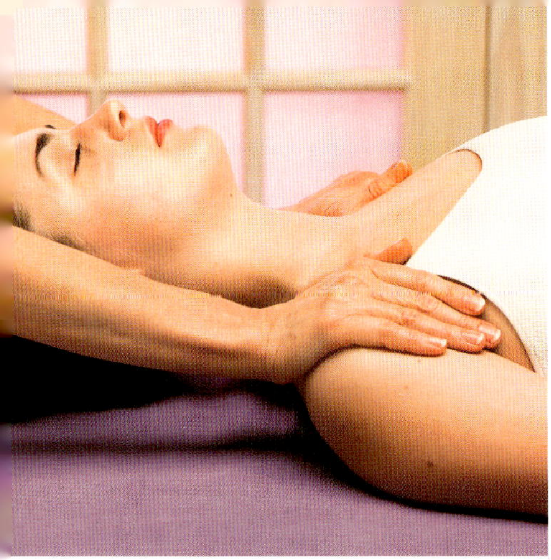

◁ 18) Die Schultern pressen

Nach außen hin über den Brustkorb streichen, Hände an Schultern und Oberarmen halten. Kräftig herunterpressen, um so die obere Brustpartie zu öffnen.

Dann den Druck etwas mildern. Das Ganze dreimal wiederholen.

19) Die Schultern nach vorne drücken ▷

Ihre Hände liegen auf ihren Schulterspitzen. Drücken Sie sie nun mit einem festen Druck hinunter in Richtung ihrer Fußspitzen. Etwa 5–10 Sekunden lang halten.

Den Druck etwas mildern. Das Ganze dreimal wiederholen.

Nutzen

Wenn die Schritte 17, 18 und 19 hintereinander angewendet werden, wirken sie runden Schultern und schlechter Haltung entgegen.

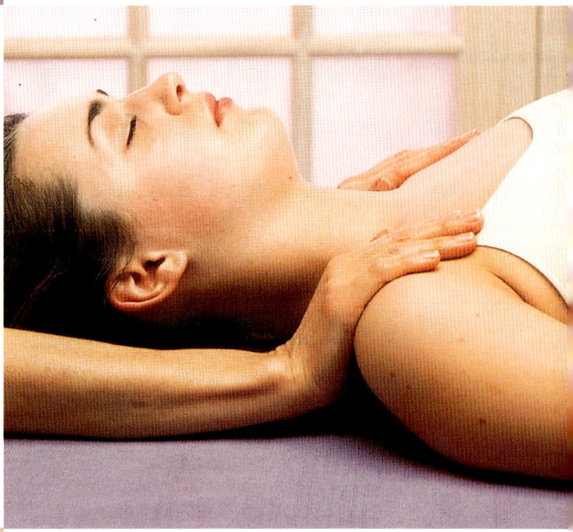

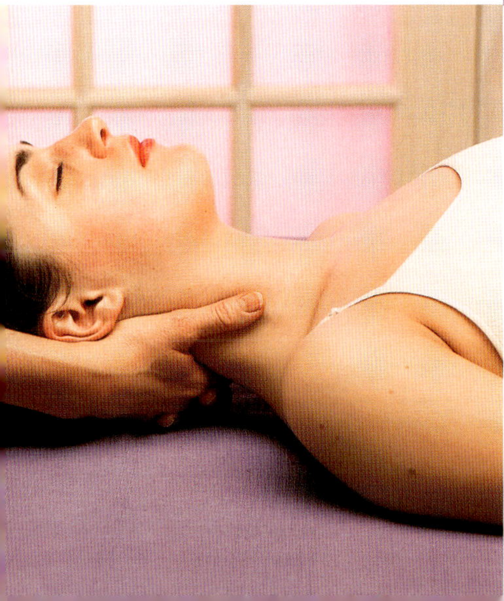

◁ 20) Am Nacken ziehen

Die Hände mit verschränkten Fingern unter den unteren Nackenbereich der Partnerin legen. Sanft den Nacken strecken und zu sich ziehen. Dabei mit den Händen stetigen Druck auf den Schädelansatz ausüben.

Den Druck etwas mildern. Das Ganze dreimal wiederholen.

Grundlagen der Hiki-Massage

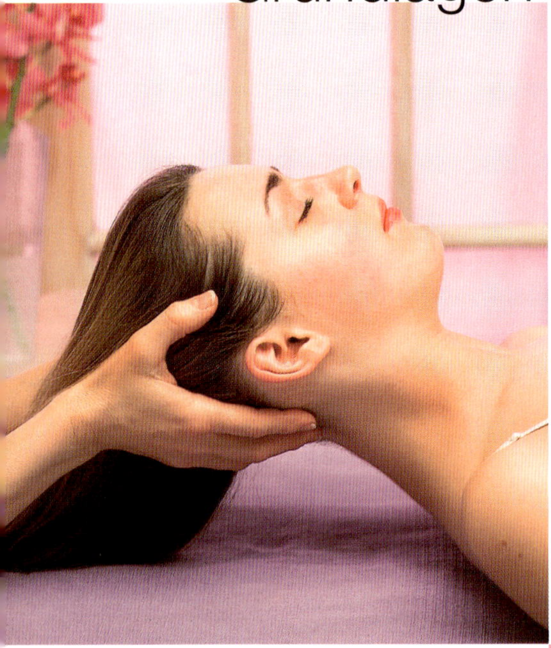

◁ 21) Den Kopf heben und kippen

Die Hände vom unteren Nackenbereich zum Schädelansatz führen. Diese Stelle mit den Handinnenflächen wiegen. Ihre Fingerspitzen liegen an ihren Nackenmuskeln.

Ganz langsam und vorsichtig das Kinn auf die Brust kippen. Forcieren Sie dabei nichts: Wenn die Partnerin sich nicht weiter strecken kann, hören Sie auf.

Den Kopf etwas hinunterneigen und das Ganze dreimal wiederholen.

Zum Abschluss den Kopf zwischen Ihren Handflächen wiegen. Schaukeln Sie ihren Kopf in Ihren Händen dreimal hin und her.

Achtung: Der Kopf eines Erwachsenen kann bis zu 7 kg wiegen. Stützen Sie die Partnerin also bei der Massage immer gut ab.

22) Nacken und Haar sanft ausstreichen ▷

Die unterstützende Hand vom Schädel- zum Haaransatz führen. Dort halten. Die aktive Hand direkt unter den Schädel an den Nacken legen.

Ihre aktive Hand ziehen Sie zu sich heran und dehnen so ihren Nacken. Streichen Sie den Nacken bis hinauf zum Haaransatz aus. Nur einmal und sehr langsam ausführen.

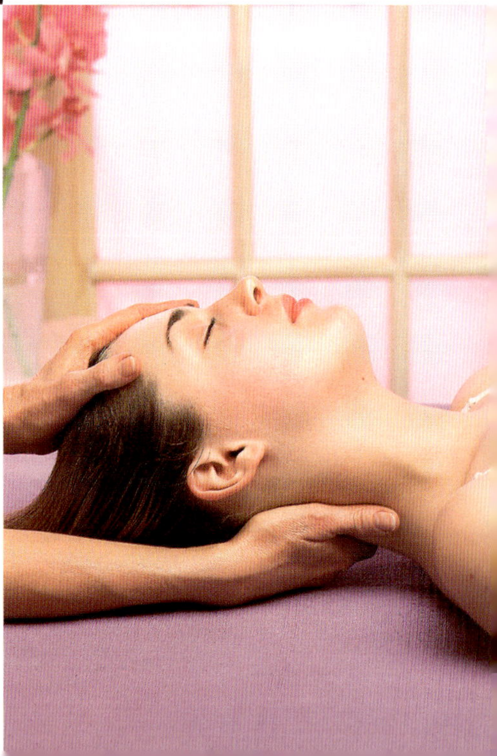

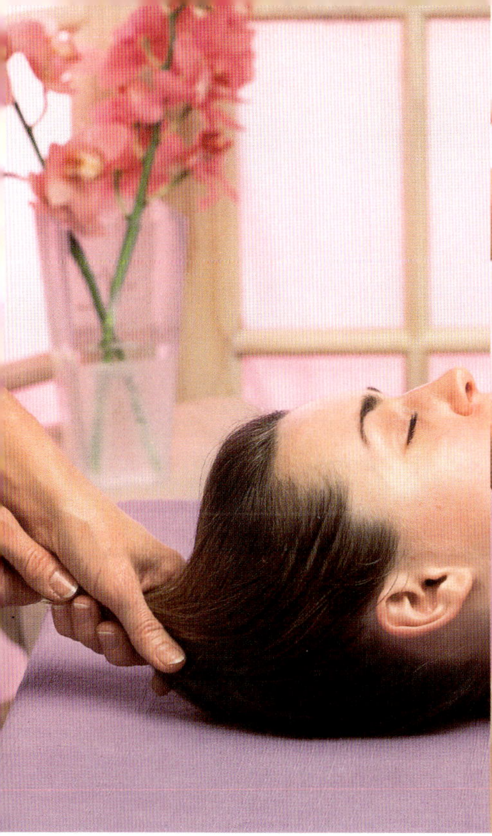

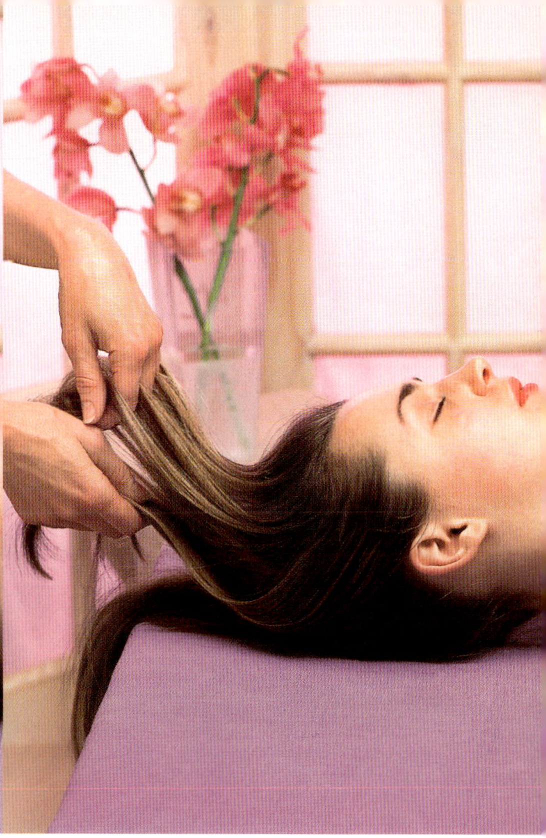

△ 23) Die Haare aufteilen und daran ziehen

Das Haar nach oben zum Scheitel schieben. Bei sehr kurzem Haar einfach hin- und herschieben.

Das Haar der Partnerin zu einem Knoten formen und diesen nahe am Schädel festhalten. Sanft ziehen, das nimmt Druck aus dem Kopf. Den Knoten lösen und Haare sanft ausstreichen.

Bei kurzem Haar nehmen Sie ein paar Strähnen zwischen Daumen und Zeigefinger und drehen Sie sie ein wenig zusammen. Dann ziehen, halten und loslassen. An verschiedenen Stellen des Schopfes wiederholen. Besitzt Ihre Partnerin kein Haar, pressen Sie an einigen Stellen mit Ihrem Mittelfinger ihre Kopfhaut und massieren sie mit festem Griff in kreisenden Bewegungen.

Zum Abschluss die Haarlinien sanft mit den Fingerspitzen ausstreichen.

Nutzen

Diese Streichungen werden seit Jahrhunderten als Mittel gegen leichten Kopfschmerz angewendet.

△ 24) Anheben und lockern

Leicht die Kopfhaut „kämmen", dabei das Haar durch Ihre Finger rinnen lassen. Die Übung ist auch für kurzhaarige Partner sehr besänftigend und angenehm.

Mehrmals wiederholen, um der Partnerin ein Gefühl der Leichtigkeit zu vermitteln.

Variation *Bei langem Haar einige Partien abteilen. Dann jeweils mit den Fingerspitzen durchkämmen, sodass das Haar vom Kopf weggenommen wird.*

Grundlagen der Hiki-Massage

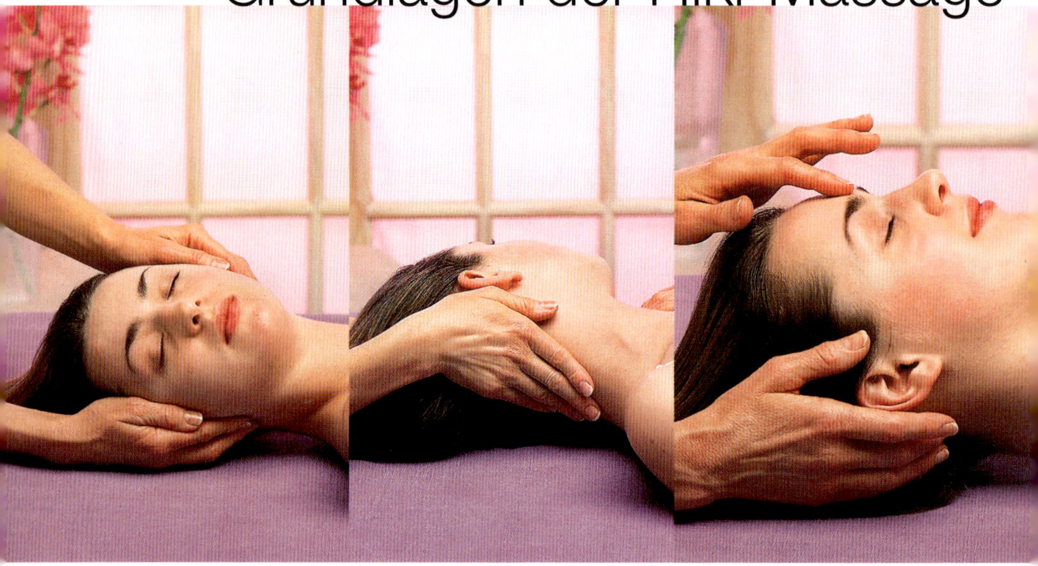

△ 25) Den Kopf drehen

Ihre Hände klatschen sanft die Ohren der Partnerin. Ihren Kopf so drehen, dass Ihre aktive Hand auf der Massagebank liegt. Etwa 5–10 Sekunden lang halten.

Kopf wieder aufrichten, kurz innehalten. Den Kopf wieder drehen. Etwa 5–10 Sekunden halten. Dann den Kopf wieder aufrichten.

△ 26) Den Nacken kreisen

Ihre unterstützende Hand liegt auf einer ihrer Schultern. Wiegen Sie mit den Handflächen Ihrer aktiven Hand ihren Nacken bis zum Schädelansatz.

Sanft ihren Kopf in Richtung Ihrer unterstützenden Hand drehen, so weit, wie es für die Partnerin noch angenehm ist. Den unteren Nacken mit Ihrer ganzen Hand zwei- bis dreimal im Uhrzeigersinn in Richtung Ihres Körpers ausstreichen. Dies löst Anspannungen im Nacken.

Den Kopf wieder aufrichten. Wechseln Sie Ihre Handposition und drehen Sie ihren Kopf in die andere Richtung. Dann den unteren Nacken mit Ihrer ganzen Hand zwei- bis dreimal im Uhrzeigersinn in Richtung Ihres Körpers ausstreichen. Den Kopf wieder aufrichten.

△ 27) Das Dritte Auge einölen

Tauchen Sie Ihren Zeigefinger in eine Rosenwasser- oder Lavendelöl-Essenz. Warten Sie, bis sich das Öl etwas erwärmt hat.

Das Öl sanft in das Dritte Auge einmassieren (der Massagepunkt der Hypophyse). Damit ist die Stelle zwischen und in der Höhe etwas über den Augenbrauen gemeint. Kleine Kreisbewegungen im Uhrzeigersinn ausführen, um die Sorgenfalten dort zu glätten.

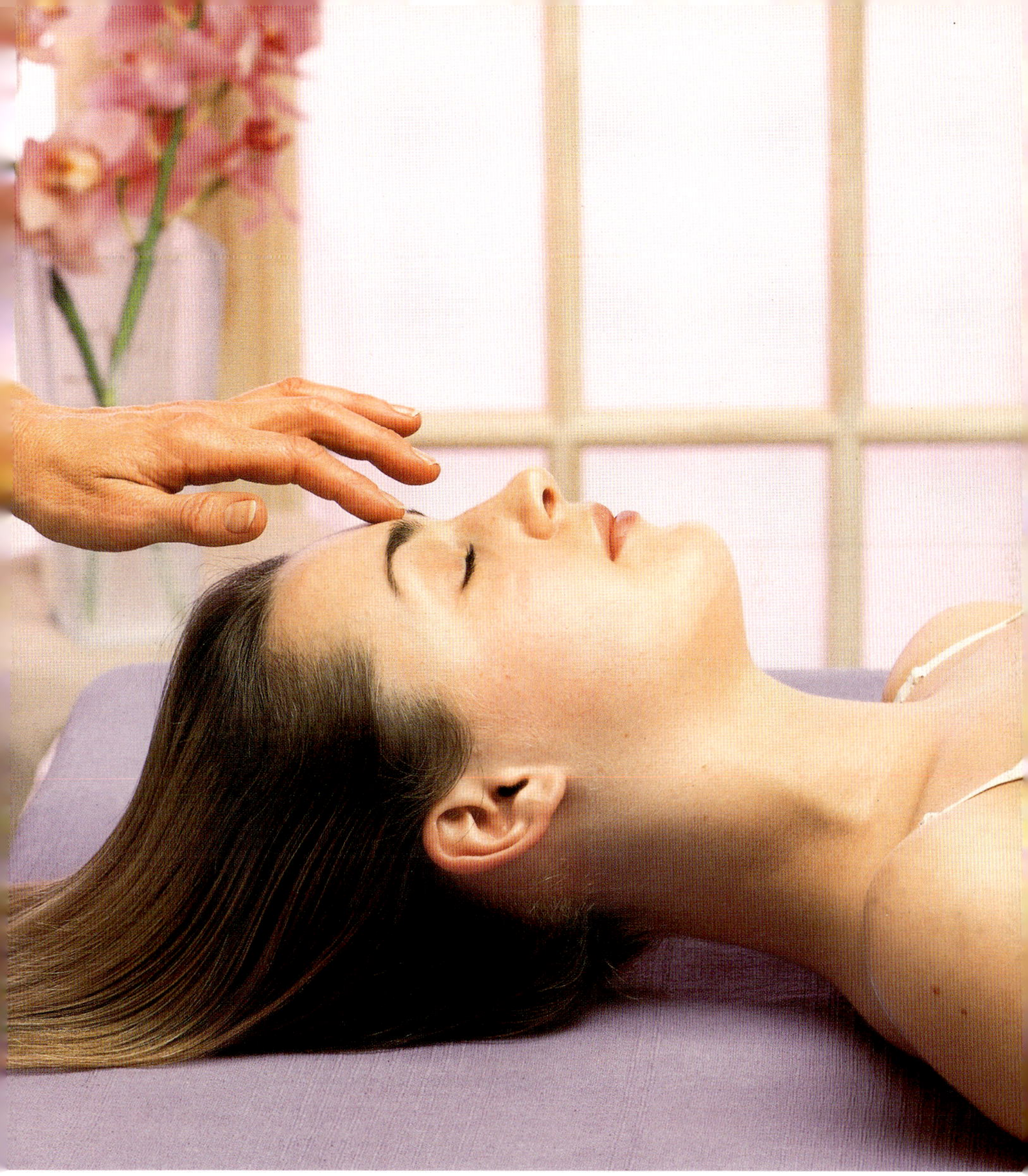

△ 28) Die Massage beenden

Zum Abschluss das Dritte Auge mit Ihrem Zeigefinger pressen. Halten, dann Berührung beenden.

Variation *Augen und Stirn der Partnerin mit einem warmen oder kalten Tuch abdecken, auf das Duftöl oder Wasser gesprenkelt wurde.*

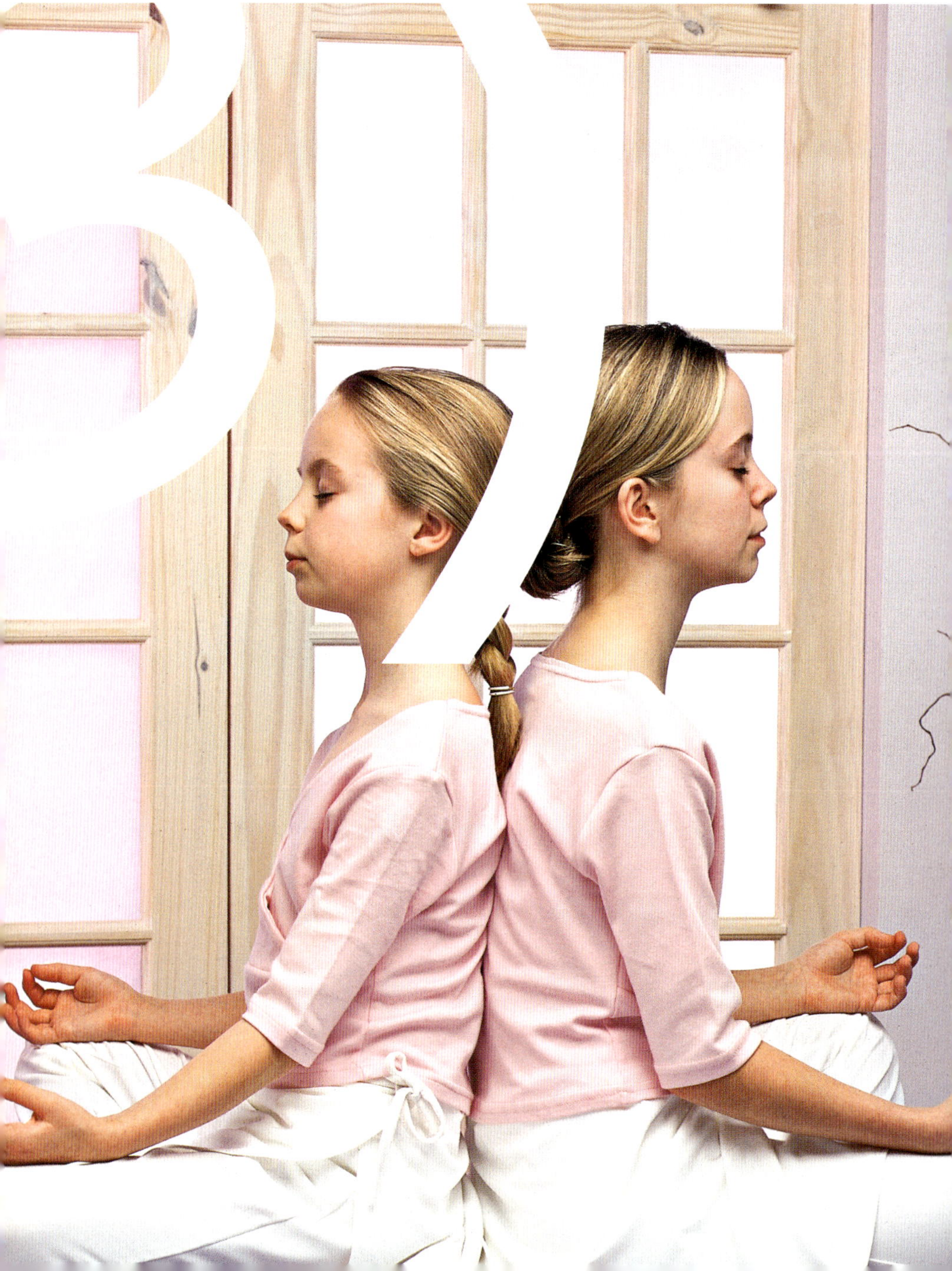

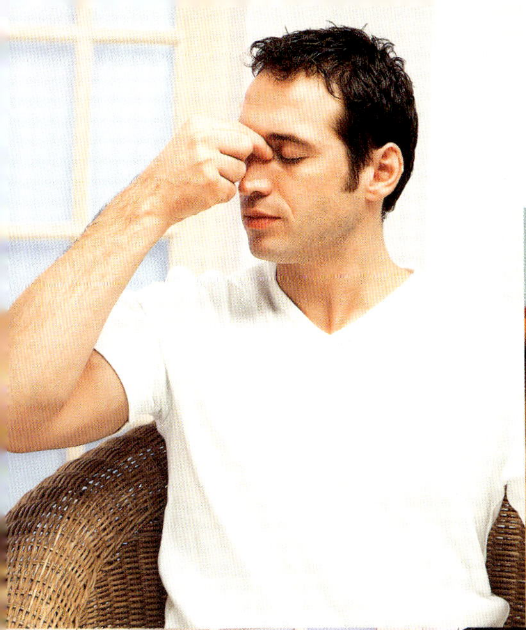

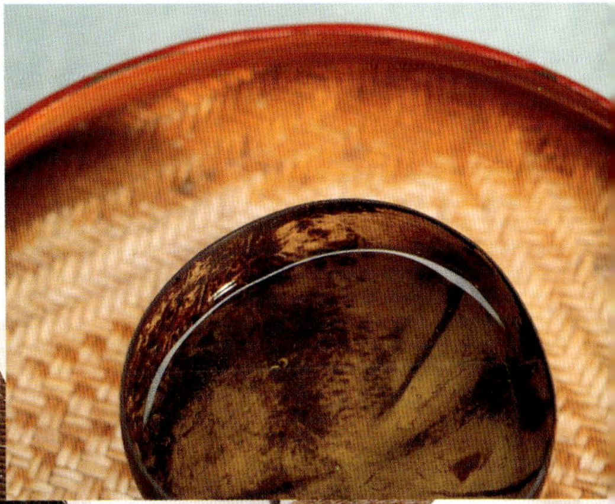

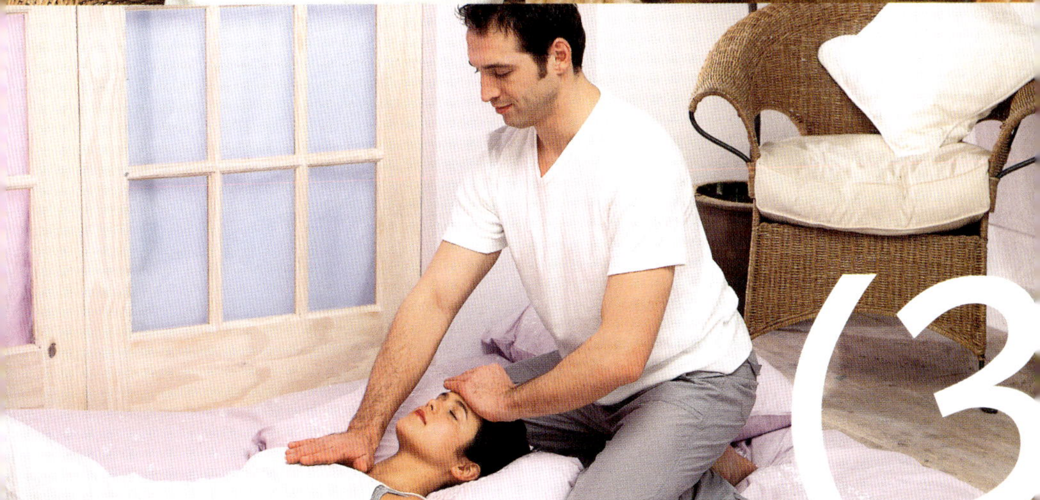

(3 Vollständige Entspannung

Vollständige Entspannung

„Die Seele, die sich innerhalb der Sinne bewegt
und diese im harmonischen Gleichgewicht hält, findet in der Ruhe ihren Frieden."
Bhagavad Gita

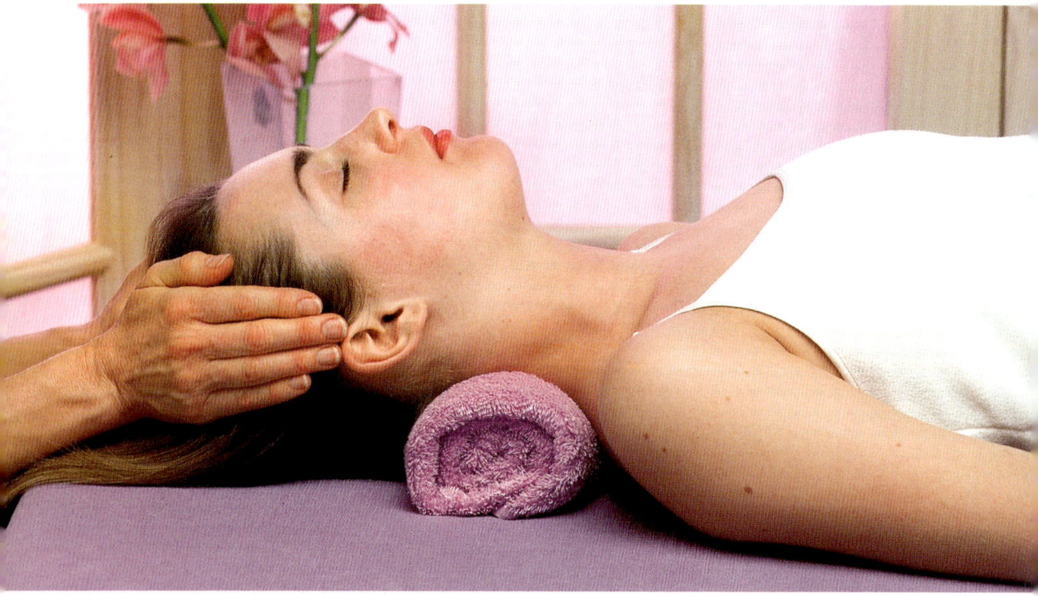

Unsere geistige Haltung und unsere persönlichen Erfahrungen spiegeln sich auf unserem Gesicht und in unseren Augen wider. Den inneren Frieden zu finden hilft uns, den Alterungsprozess aufzuhalten und einen entspannten Gesichtsausdruck zu entwickeln.

Entdecken Sie Ihr inneres Universum, durchstreifen Sie die Gebiete Ihrer Seele. Lernen Sie die vollständige Entspannung kennen, die entsteht, wenn Sie den machtvollen Kräften Ihrer Seele mit wohlwollendem Herzen gegenübertreten. Die folgenden Übungen helfen Ihnen, mühelos die Macht der Schwerkraft zu nutzen, um körperliche, mentale oder psychische Belastungen zu beseitigen.

Körperliche Entspannung

1) Wirbelsäule Sie sitzen auf dem Boden oder einem großen Tisch. Rollen Sie langsam zurück auf einen Ellbogen, dann auf den anderen. Das entspannt einen Rückenwirbel nach dem anderen, bis die gesamte Wirbelsäule entspannt flach auf dem Boden/Tisch liegt. Strecken und dehnen Sie die Lendengegend der Wirbelsäule (unterer Rücken), spüren Sie der Schwerkraft nach.

2) Brustkorb und Lunge Öffnen und weiten Sie den Brustkorb und die Lunge, insbesondere im Bereich des Brustbeins.

3) Kopf und Nacken Legen Sie zur Unterstützung ein gerolltes oder gefaltetes Handtuch unter Nacken und Kopf, wenn Ihr Kinn sich im Liegen nicht im rechten Winkel zum Brustkorb befindet.

4) Gaumen Schlucken Sie einmal, um Ihren Gaumen zu entspannen. Spüren Sie die Kühle, die beim Einatmen am Gaumen entsteht.

5) Hände Legen Sie Ihren linken Handrücken auf Ihre Stirn, damit Sie Ihre Gedanken besser sammeln können. Ihre andere Hand legen Sie auf ein zusammengerolltes Tuch. Reicht Ihnen der Grad der Sammlung, legen Sie auch die linke Hand auf ein Handtuch.

6) Augen Schließen Sie sanft die Augen. Konzenrieren Sie Ihre Gedanken auf das Dritte Auge.

7) Lippen Entspannen Sie Ihre Lippen so, dass Ihr Mund ein wenig geöffnet ist. Entspannen Sie Zunge und Kiefer.

8) Beine Legen Sie Ihre Beine auf ein großes, rundes Kissen oder eine zusammengerollte Decke, um den Lendenwirbelbereich zu entlasten.

9) Ganzer Körper Überlassen Sie Ihren ganzen Körper den mächtigen Heilungskräften der Natur.

Geistige Entspannung

Nun gehen wir dazu über, den Geist zu entspannen. Wir fallen in eine tiefe Lockerung. Ihr Körper ist bereits entspannt – ganz langsam will er nun, dass sich auch Ihr Geist diesem Zustand anschließt. Seien Sie vor allem geduldig: Geistig loslassen zu können ist eine Lebensaufgabe. Der innere Frieden ist alters- und zeitlos. Deswegen hat es keinen Sinn, sich an dieser Stelle ein Zeitlimit zu setzen. Wer den inneren Frieden besitzt, der fürchtet weder Leben noch Tod. Mit der richtigen Einstellung reisen Sie durch Bekanntes und Unbekanntes, ganz ohne Angst oder Scheu. Denn bei aller Ungewissheit ruhen Sie in sich selbst – und das gibt Ihnen die ultimative Sicherheit.

Sagen Sie zu sich selbst:

1) „Ich befreie meinen Geist von meiner Familie ... Sie sind wunderbar, aber ich löse mich von ihnen, um zu entspannen und loszulassen ... Ich befreie meinen Geist von Freunden, die den ersten Platz in meinem Leben einnehmen ... Sie sind wunderbar ..., löse mich ..., entspanne ... und lasse los ... Ich befreie meinen Geist von meiner Arbeit und meinen Verpflichtungen, ich denke daran ..., entspanne ... und lasse los."

2) „Ich höre nichts Bestimmtes, ein Geräusch geht in das nächste über ... Ich empfinde nichts Bestimmtes ..., denke nichts Bestimmtes, ein Gedanke geht wunderbar in den nächsten über. Für den Bruchteil einer Sekunde steht die Zeit still, ein Moment der Stille und des vollkommenen Friedens."

Ist dieser Zustand der Zeitlosigkeit erreicht, bringt er Ihnen so viel wie mehrere Stunden Schlaf. Das Ergebnis Ihrer geduldigen Versuche ist eine Ruhe und eine tiefe Gelassenheit, die Ihnen bei jeder Anstrengung weiterhilft.

Verspannte Augenmuskulatur

Irgendwann wird das ständige Arbeiten unter Zeitdruck so belastend, dass man chronisch darunter leidet – in Form von Kopfschmerzen, müden Augen und mangelnder Konzentrationsfähigkeit. Greifen Sie daher nur für ein paar Minuten immer mal wieder am Tag zur Selbsthilfe: Wenden Sie die folgenden Druck-Entspannungsübungen an.

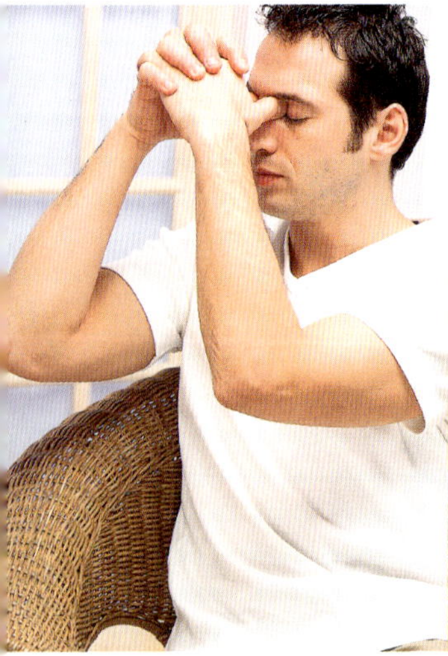

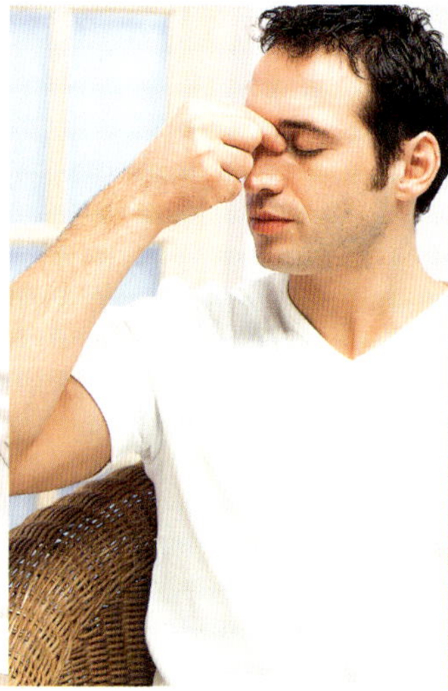

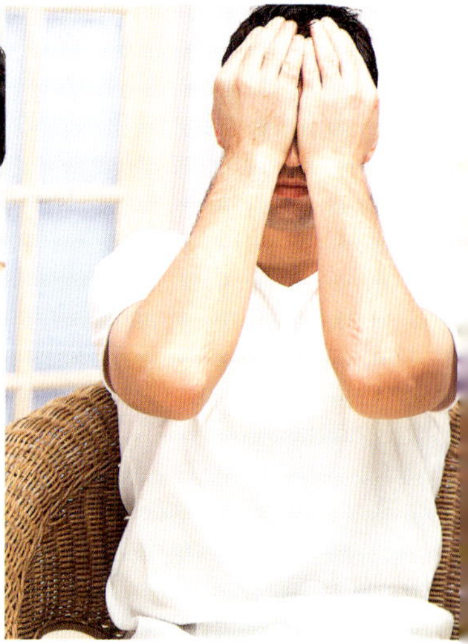

△ 1) Augenhöhlen kneifen

Falten Sie Ihre Hände und pressen Sie mit Ihren Daumen die Augenhöhlen an der Grenze zu den Augenbrauen. 2–3 Sekunden halten, dann den Druck etwas mildern. Sechsmal wiederholen.

Variation *Lehnen Sie sich auf Ihre Ellbogen, um den Druck zu erhöhen. Vorsicht, niemals das Auge berühren!*

Nutzen

Hilft bei Kopfschmerzen und verstopften Nebenhöhlen.

△ 2) Nasenwurzel kneifen

Die Nasenwurzel mit Daumen und Zeigefinger kneifen (zwischen Augenbraue und Augenhöhle). Zwei bis drei Atemzüge lang halten, dann Druck mildern. Sechsmal wiederholen.

Variation *Legen Sie sich auf den Boden und nutzen Sie die Schwerkraft, um sich bei dieser Übung noch wohler zu fühlen.*

Nutzen

Belebt die Augen. Hilft bei Abgespanntheit

△ 3) Klatschen

Reiben Sie Ihre Handflächen gegeneinander, bis sie sich warm anfühlen. Dann legen Sie die Hände sanft über die Augen. Einige Atemzüge lang halten und den Wärmefluss der heilenden Energie nachempfinden. Nach Bedarf jederzeit wiederholen.

Nutzen

Hilft bei Konzentrationsschwäche.

Verspannter Nacken

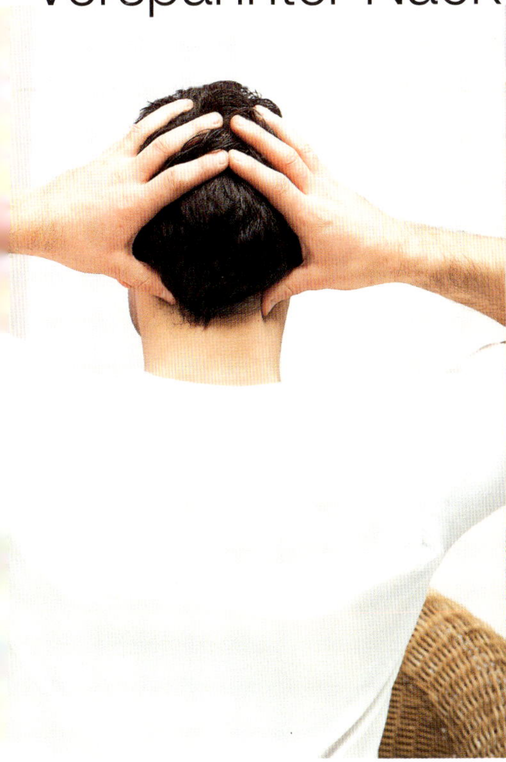

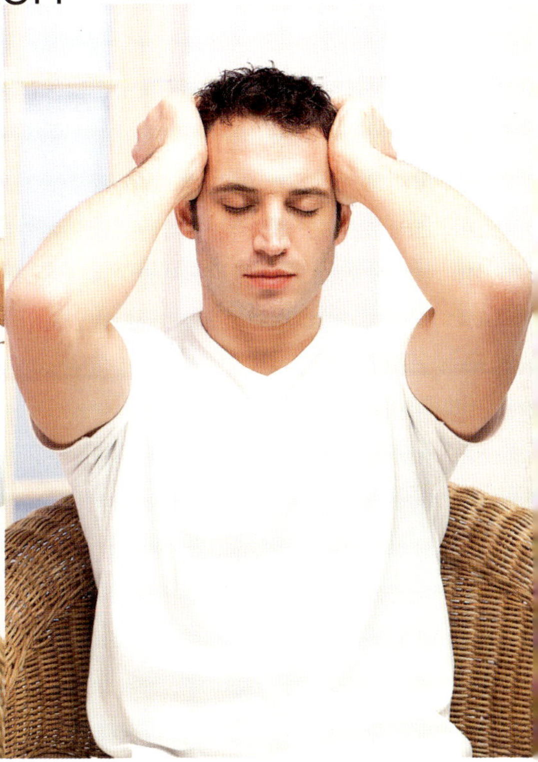

△ 1) Den Hinterkopf massieren

Legen Sie die Hände um den Hinterkopf. Die Daumen kreisen in leichten Bewegungen über die Muskeln am unteren Schädel. So lange sanft streichen, bis es Ihrem Empfinden nach genug ist. Entspannen, dann nach kurzer Pause zweimal wiederholen.

Nutzen

Bei regelmäßiger Anwendung verschwinden Verspannungen im Nacken.

△ 2) Das Haar sanft ausstreichen

Ihre Finger gleiten vom hinteren Haaransatz zum Scheitel. Fassen Sie Ihre Haare am Ansatz und bewegen Sie sie sanft hin und her. Ihre Fingerknöchel liegen dabei nahe der Kopfhaut. Statt der Haare kann auch einfach nur die Kopfhaut mit verstärktem Fingerdruck massiert werden.

Gleiten Sie mit Ihren Fingern von den Schläfen an die Schädelseiten. Fassen Sie einzelne Haarsträhnen und ziehen Sie sie ein wenig hin und her.

Beide Übungen zwei- bis dreimal wiederholen. Beenden Sie die Einheit, indem Sie Ihre Haare sanft ausstreichen.

Nutzen

Depressionen und Ängste können abgebaut werden. Auch die Nackenpartie wird entspannt.

Was tun bei Kopfschmerzen?

Unser Kopf ist wie ein Dampfkochtopf. Wie Stress baut auch Druck sich langsam auf. Wird es dann richtig heiß und brodelnd, verschlimmert sich der gesamte Prozess. Auch Zähneknirschen oder eine Sehschwäche fördert die Entstehung von Kopfschmerz. Die folgenden Übungen schaffen Abhilfe.

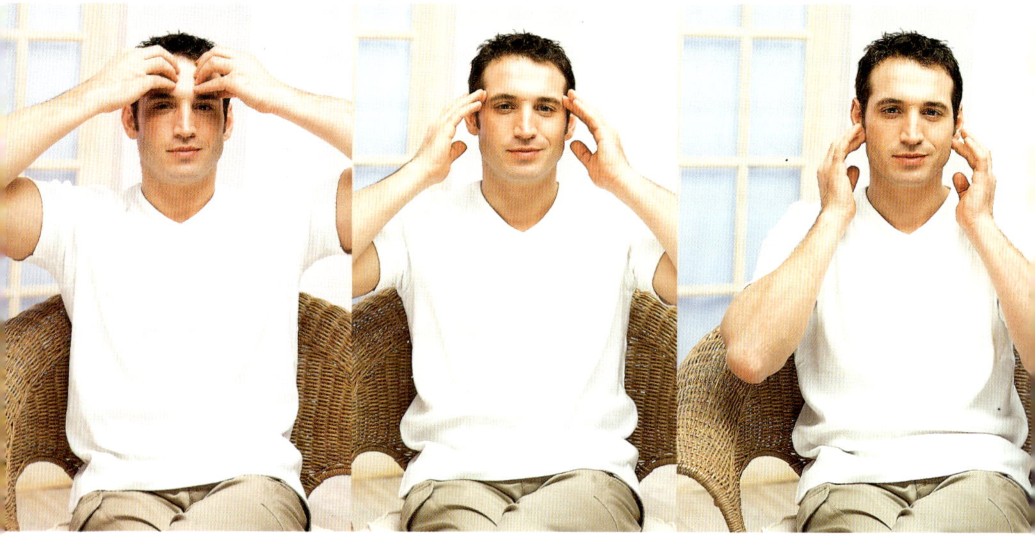

△ 1) Stirn pressen

Fingerspitzen auf die Stirn legen und ein wenig Druck ausüben. Von der Mitte der Schläfen nach außen streichen. Dreimal wiederholen.

Nutzen

Entspannt und glättet das Gesicht und hilft bei emotionalem Stress.

△ 2) Schläfen massieren

Entspannen Sie Schultern und Ellbogen. Legen Sie Ihre Mittelfinger auf die Einbuchtungen an Ihren Schläfen. Sanft in kleinen, kreisenden Bewegungen sechsmal massieren.

Nutzen

Hilft bei Kopfschmerzen und beugt diesen vor.

△ 3) Kieferpartie entspannen

Mit den Mittelfingern das ganze Gesicht bis zu den Kieferknochen unterhalb des Ohrläppchens ausstreichen. Dort in kreisenden Bewegungen massieren. So lange weiterarbeiten, bis Ihr Kiefer „loslässt" und entspannt ist. Sechsmal wiederholen.

Nutzen

Hilft bei Anspannung und beugt dieser vor. Vermeidet so Spätfolgen wie Neuralgien und Kopfschmerzen.

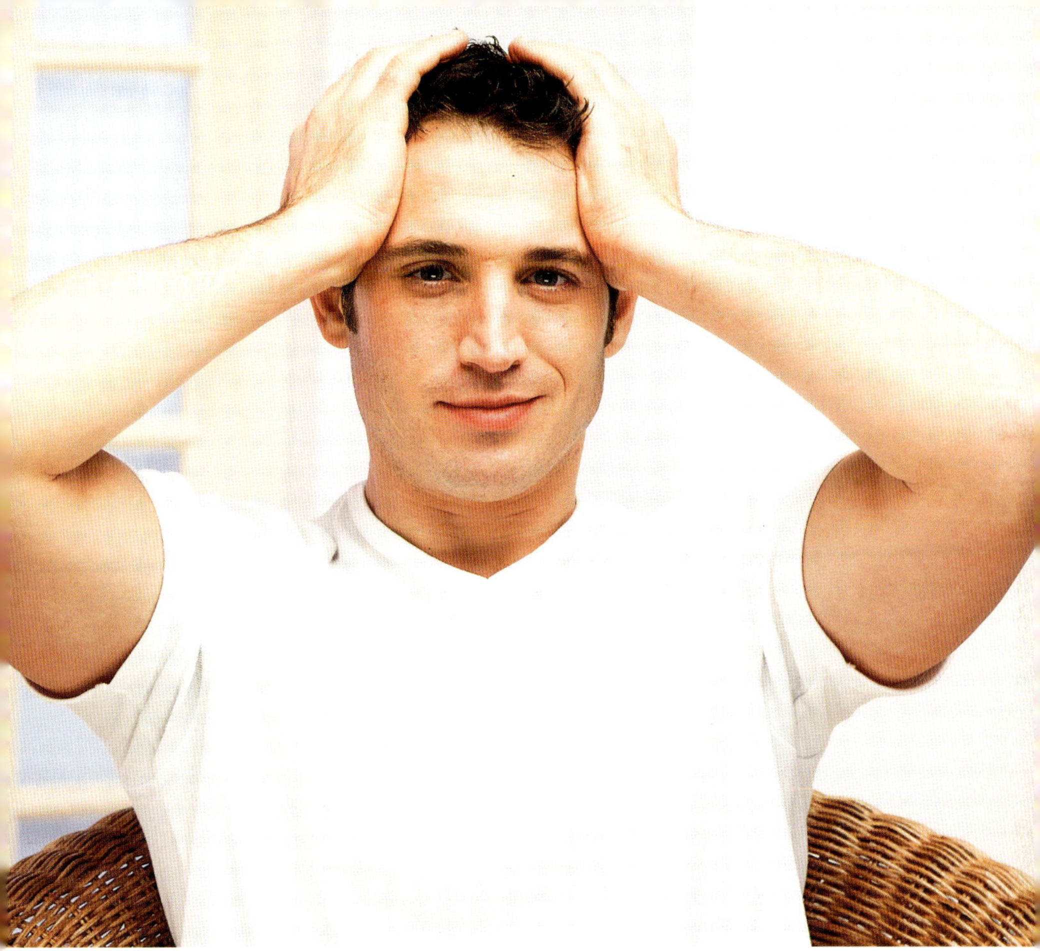

△ 4) Schläfen pressen

Die Handflächen liegen in den Einbuchtungen der Schläfen. Sanften Druck mit den Handballen ausüben und sechsmal langsam in kreisenden Bewegungen massieren.

Variation *In kreisenden Bewegungen die Wangenknochen und die Wangenhöhlen massieren. Dann das ganze Gesicht massieren.*

Nutzen

Hilft bei Kopfschmerzen und beugt diesen vor. Entspannt das Gesicht.

Entspannen in der Schule

Auch unsere Kinder müssen sich entspannen. Wie auch die Erwachsenen leiden sie bereits unter Zeitdruck, Arbeitsbelastung und Lärm. Die folgenden Übungen machen nicht nur Spaß, sie helfen Kindern auch, Entspannen und Loslassen zu lernen. Dabei arbeiten die Kinder zu zweit oder alleine mit einem Erwachsenen. Die ersten drei Übungen geben Schwung und Energie.

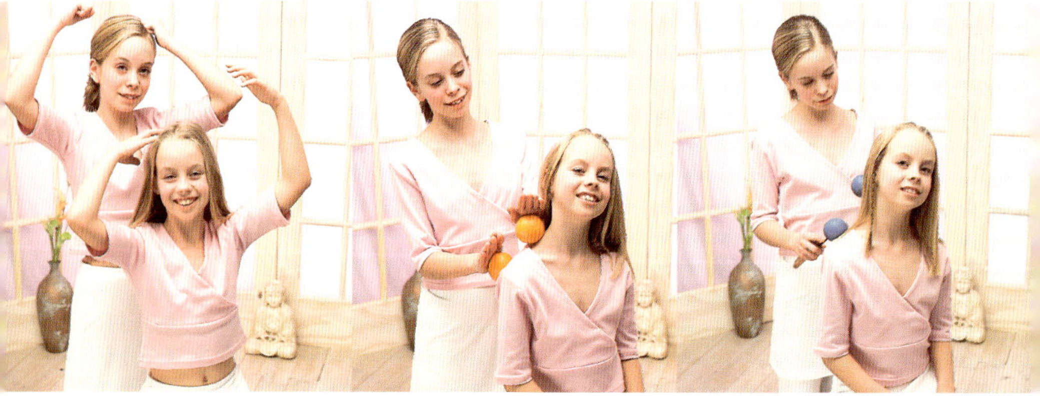

△ 1) Aufwachen!

Du ballst deine Hände zu lockeren Fäusten. Damit klopfst du sanft etwa zehn bis fünfzehn mal auf deinen Kopf. Pass auf, dass deine Hände und Handgelenke entspannt bleiben.

***Variation** Du kannst stattdessen auch leicht mit deinen Fingerspitzen deinen Kopf abklopfen.*

Nutzen

Regt den Sauerstoffgehalt des Gehirns an und macht dich wieder munter.

△ 2) Smileys

Zwei runde Orangen entlang der Schultermuskeln auf- und abrollen. Dabei übst du mit deinen Handflächen etwas mehr Druck aus.

***Variation** Statt Orangen Tennisbälle oder weiche Gummibälle verwenden.*

Achtung: Bitte streiche nie zu nahe am Rückenwirbel entlang und niemals auf ihm.

△ 3) Griffbälle

Hierbei handelt es sich um Bälle mit Holz- oder Metallgriff. Mit diesen Bällen kannst du wunderbar die verspannten Muskeln deines Rückens massieren. Die beiden Bälle rhythmisch im Wechsel etwa eine Minute lang bewegen.

***Variation** Auch zwei Orangen oder Gummibälle können verwendet werden.*

Nutzen

Anspannungen, die tiefer in den Schulter- und Rückenmuskeln sitzen, werden gelös

Asthma, Bronchitis und runde Schultern

Viel zu viele Kinder leiden unter Asthma und Bronchitis – und es werden immer mehr. Natürlich spielen Umweltverschmutzung, Zigarettenrauch und genetische Faktoren als Ursachen eine große Rolle, aber auch eine falsche Haltung und nichtadäquate Stühle und Arbeitstische sind oft der Grund. Ist der Tisch, an dem das Kind arbeitet oder spielt, zu niedrig, wölbt es dabei seinen Brustkorb nach innen und sinkt in den Hüften ein. Die folgenden Übungen verhelfen Kindern zu guter Haltung und korrekter Ausrichtung.

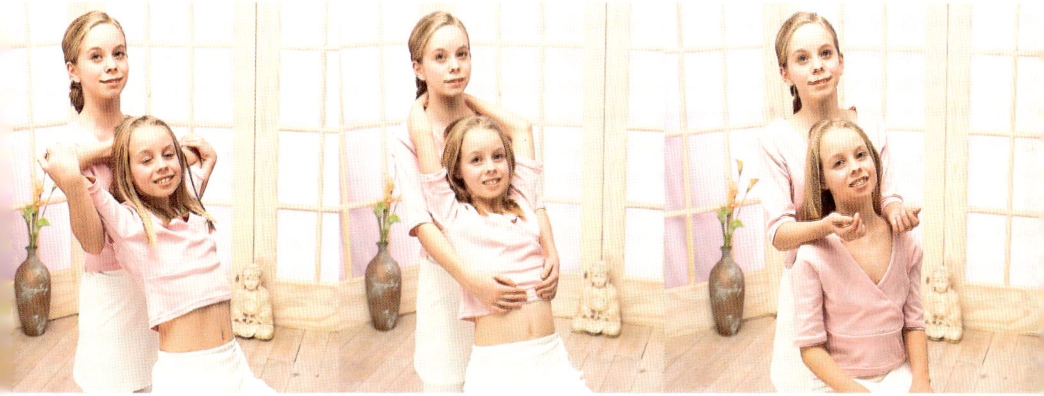

△ 4) Brustkorb dehnen

Eine von euch sitzt auf einem Hocker, die Hände sind hinter dem Kopf gefaltet. Du stehst hinter ihr und hältst mit deinen Händen ihre Ellbogen fest. Atmet beide gleichzeitig ein und zieht die Ellbogen zurück. Dein Körper dient dabei als Hebel, der die Dehnung verstärkt. Ausatmen, etwas Druck nachlassen und die Übung sechsmal wiederholen.

Nutzen

Beugt Hängeschultern vor.

△ 5) Rumpf dehnen

Die gefalteten Hände deines Vordermanns liegen fest um deinen Nacken. Lege deine Hände um den unteren Teil des Brustkorbs. Atmet beide gleichzeitig ein. Lehnt euch zurück, um den Rumpf zu dehnen und zu weiten. Ausatmen. Den Druck mildern. Sechsmal wiederholen.

Nutzen

Hilft bei verspannter Rippen- und Brustmuskulatur. Schenkt dem ganzen Körper neue Energie.

△ 6) Schultern pressen

Mit deinen Unterarmen übst du Druck auf die Schultern deines Vordermanns aus. Etwa 10 Sekunden halten. Den Druck etwas mildern. Sechsmal wiederholen.

Nutzen

Beugt schlechter Schulterhaltung vor.

Steife und untrainierte Muskeln und Gelenke

Wenn der Körper nicht von Anfang an richtig eingesetzt wird, ist's mit der kindlichen Gelenkigkeit schnell vorbei. Viele Kinder können von Aktivitäten, wie auf Bäume zu klettern oder einen Hügel herunterzurollen, nur träumen. Mit diesen Übungen kehrt die Biegsamkeit des Kindes schnell zurück. Wenn ihr zu zweit ans Werk geht, wechselt euch doch einfach bei den Massagen ab, dann habt ihr beide ganz viel davon!

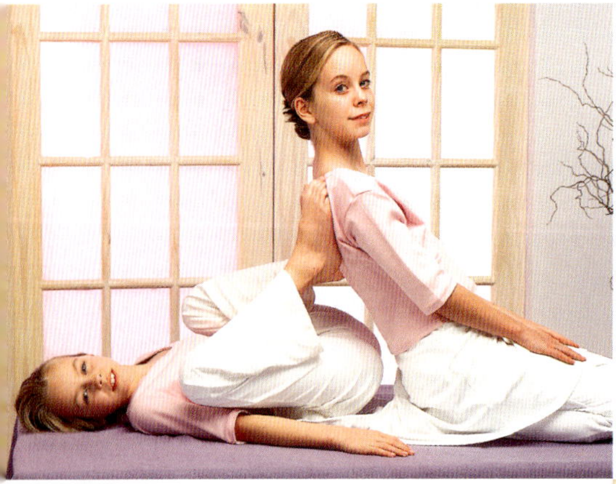

◁ 7) Körper pressen

Eine legt sich flach auf den Boden, die andere sitzt vor ihren Hüften. Eine legt ihre Füße auf die Schulterblätter der anderen. Mehrere Male mit den Füßen an den Muskeln rechts und links der Wirbelsäuleentlang laufen, NIEMALS AUF IHR. Gegen die Füße lehnen. Knie öffnen. Zwei bis drei Atemzüge lang halten. Den Druck etwas mildern. Dreimal wiederholen.

Nutzen

Massiert den Rücken. Entspannt Hüften, Knie und Fußgelenke der Massierenden.

8) Aufgehende Sonne ▷

Eine von euch liegt immer noch auf dem Boden. Lehne dich gegen ihr Gesäß. Ihre Knie sind gebeugt und nicht zusammengedrückt, ihre Füße liegen auf deinen Hüften. Lege deine Hände als Unterstützung auf deine Oberschenkel. Deine Partnerin bewegt nun ihre Füße an deiner Wirbelsäule entlang bis zu deinen Schultern. Dabei stützt sie ihr Becken mit den Händen ab (besser noch: mit Oberarmen und Ellbogen). Um Druck aus der Kehle zu nehmen, achtet die Partnerin darauf, dass ihre Ellbogen eine Linie mit den Schultern bilden und ihr Kinn gerade zur Brust liegt.

Nutzen

Regt den Stoffwechsel an.

Achtung! Nicht bei Menschen mit hohem Blutdruck ausführen!

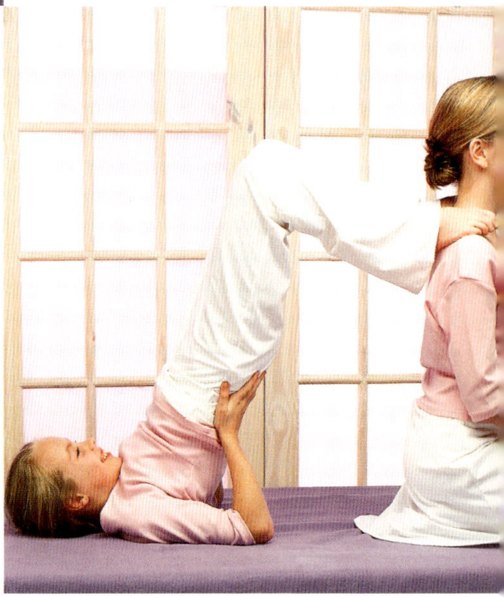

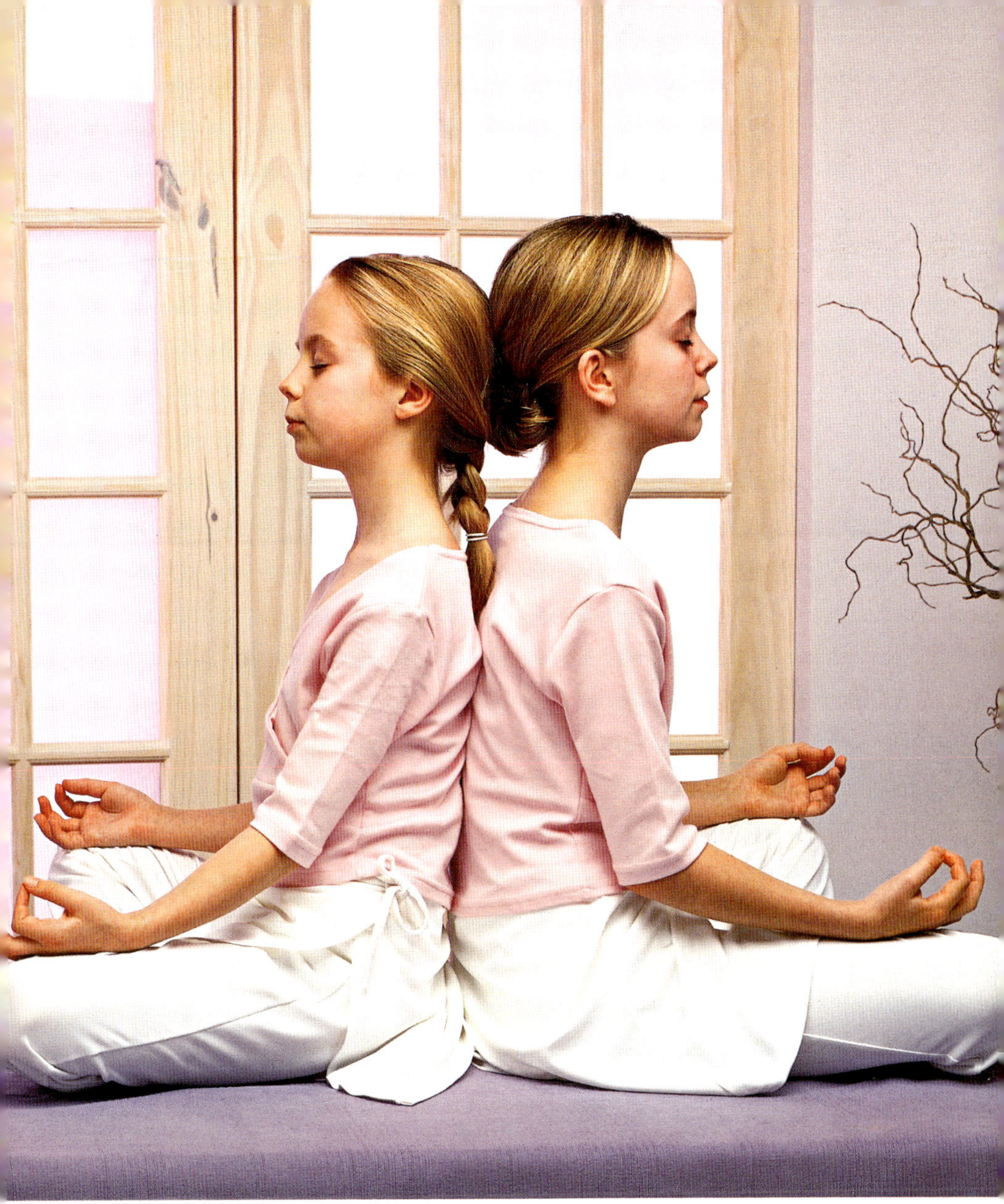

△ 9) Ausruhen und entspannen

Ihr sitzt Rücken an Rücken. Eure Beine sind gekreuzt. Damit eure Knie tiefer als die Hüften sind, könnt ihr auf zusammengefalteten Tüchern sitzen. Schließt eure Augen und versucht, im selben Rhythmus zu atmen. Bleibt noch ein wenig in dieser Position und genießt die Wärme und den gegenseitigen Halt.

Zu Hause entspannen

Oft kehren wir abends von der Arbeit nach Hause zurück, wo schon wieder andere Aufgaben auf uns warten. Das letzte, woran wir dann denken, ist Entspannung. Die folgenden, einfachen Übungen passen in jeden noch so vollen Zeitplan.

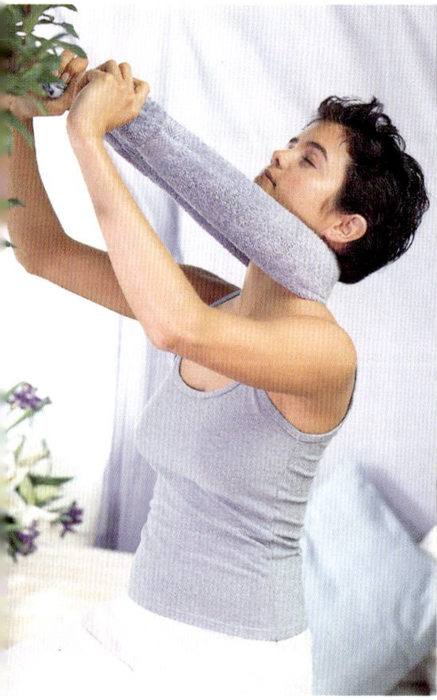

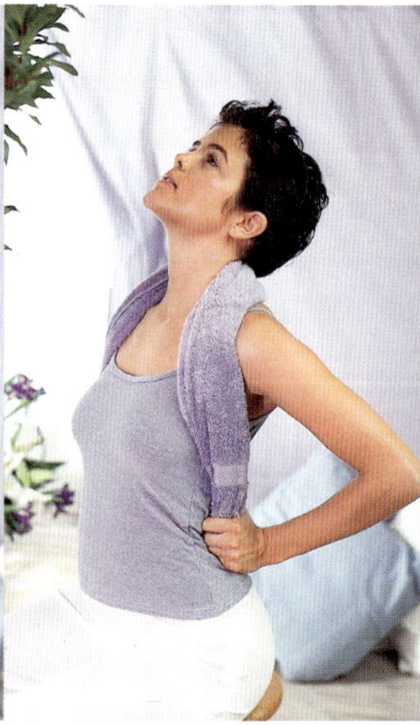

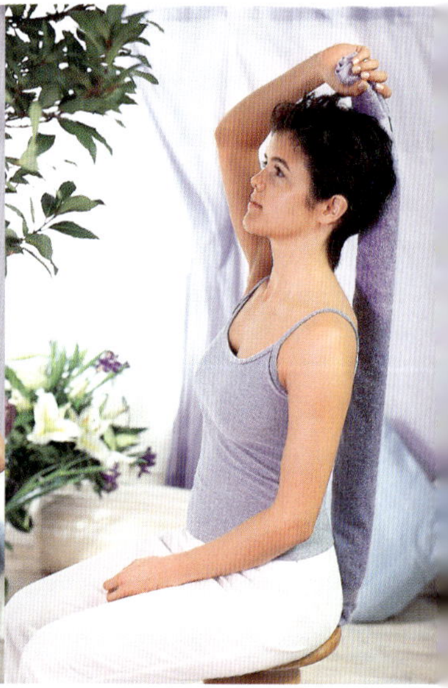

△ 1) Den Nacken dehnen

Wiegen Sie den Nacken in einem angewärmten, gerollten Handtuch. Biegen Sie den Kopf nach hinten. Zwei bis drei Atemzüge lang halten.

△ 2) Den Nacken und die Schultern dehnen

Die Enden des Handtuchs nach unten ziehen und um die Schultern wickeln. Die Handtuchenden festhalten. Fäuste an die Hüften pressen, Ellbogen nach hinten abwinkeln, um den Druck zu erhöhen. Den Brustkorb aufrichten. Zwei bis drei Atemzüge lang halten. Diesen und Schritt 1 sechsmal wiederholen.

Nutzen

Entspannt und löst Verhärtungen in Nacken und Schultern.

△ 3) Den Körper pressen

In Sitzposition halten Sie das zusammengerollte Handtuch auf die Wirbelsäule. Ein Handtuchende unter das Gesäß schieben. Das andere Ende über dem Kopf halten. Langsam auf den Boden legen, dabei die Wirbelsäule immer am Handtuch lassen. Das obere Ende loslassen, in die Knie gehen und die Hände an die Hüften legen. Halten und entspannen. Die Muskeln links und rechts des Handtuchs sollen sich lösen. Einige Minuten liegen bleiben.

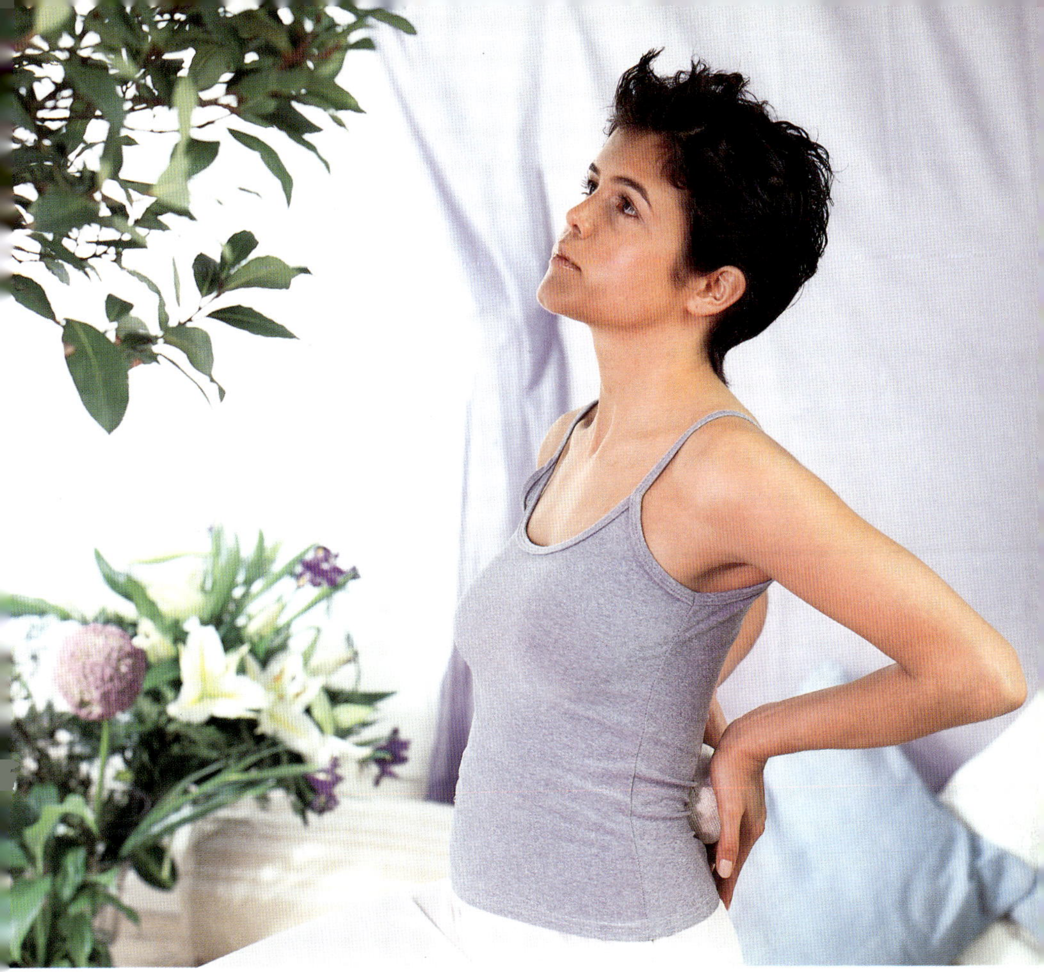

△ 4) Druck mildern

Legen Sie zwei Tennis- oder Gummibälle in einen Strumpf und binden Sie ihn zu. Dann mit dem Strumpf sanft die verhärteten Muskeln links und rechts der Wirbelsäule pressen. Zwei bis drei Atemzüge lang halten.

Variation *Dieselbe Übung im Sitzen angewendet, hilft gegen Verspannungen nach einer langen Autofahrt. Alternativ legen Sie sich auf den Boden, ziehen die Knie an und massieren mit dem Strumpf die Muskeln links und rechts der Wirbelsäule.*

Steife oder verletzte Muskeln behandeln

Viele Menschen sind leider aufgrund chronisch schlechter Haltung, Schmerzen oder Verletzungen nicht dazu in der Lage, im Liegen zu entspannen bzw. behandelt zu werden. Diesen Menschen kann oftmals auf einem Profi-Massagestuhl vor Ort geholfen werden. Einen Partner auf einem solchen Stuhl kann man von allen Seiten behandeln. Der Partner kann dabei vollständig entspannen und sich der Schwerkraft überlassen. Man sitzt bequem, der gesamte Körper wird unterstützt.

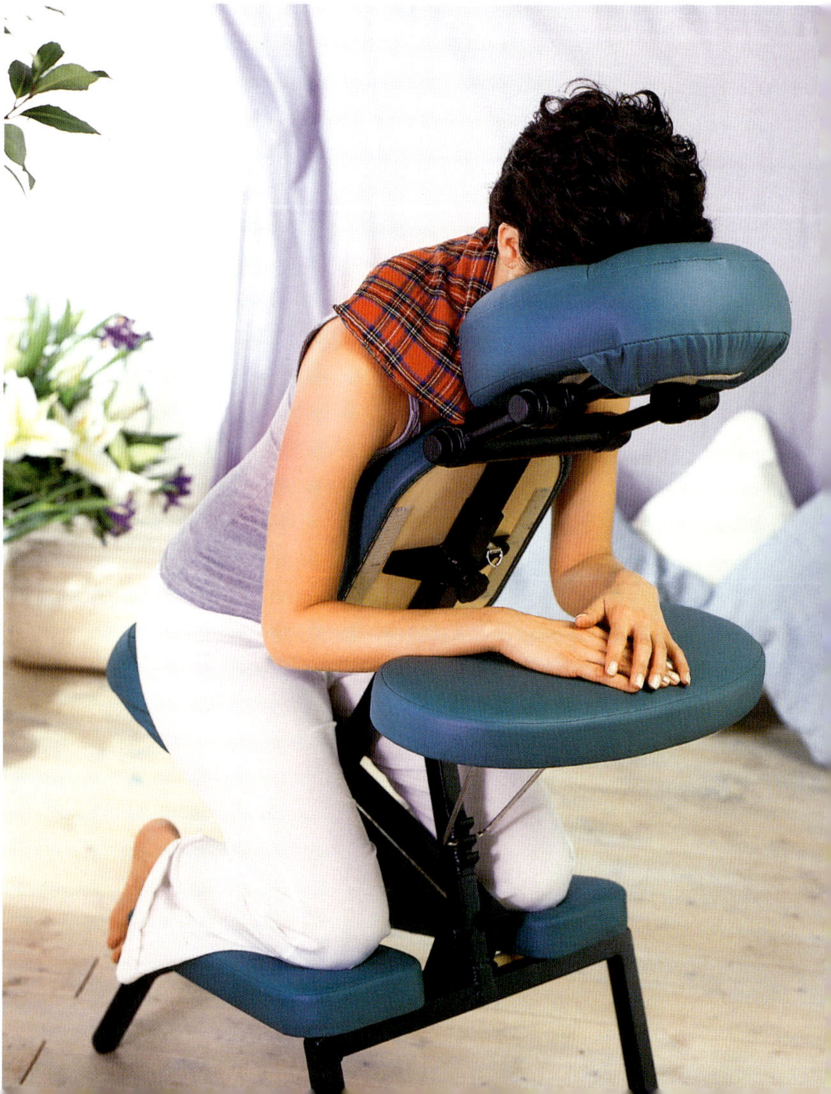

Liegen beim Patienten Verletzungen vor, die gegen eine Massage sprechen, können dennoch Kompressen aufgelegt werden. Diese wirken sofort gegen eventuell vorhandenen Schmerz und mögliche Schwellungen. Auch wirken sie Entzündungen entgegen. Generell helfen heiße Kompressen bei chronischen Schmerzen (Rücken- oder Nackenschmerzen, Bindegewebsentzündung, Rheuma und Arthritis, Abszesse, Ohren- sowie Zahnschmerzen) und kalte bei akuten Beschwerden (z. B. Kopfschmerzen) und als Erste Hilfe bei Verletzungen und Verstauchungen (wie etwa Tennisarm).

Gegen **Muskelkrämpfe** helfen die folgenden Öle, die alle krampflösend und entspannend wirken: Bergamotte, Schwarzer Pfeffer, Kamille, Salbei, Fenchel, Wacholder, Lavendel, Majoran, Melisse, Pfefferminze, Rosmarin, Sandelholz und Thymian.

Schmerzstillende Öle gegen **Muskelbeschwerden** und zur **Muskelentspannung,** die sowohl vor als auch nach dem Sport angewendet werden können, besitzen die folgenden Noten: Bergamotte, Schwarzer Pfeffer, Kamille, Zimt, Eukalyptus, Lavendel, Majoran, Pinie, Rosmarin und Salbei.

Gegen **Rheumabeschwerden** helfen Lorbeer, Kamille, Zedernholz, Eukalyptus, Wacholder, Lavendel, Zitrone, Majoran, Pinie, Rosmarin und Thymian.

Bei **Arthritis** lindern diese Aromen die schmerzhaften Entzündungen in den Gelenken: Kamille, Zedernholz, Fenchel, Wacholder, Lavendel, Zitrone, Majoran, Pinie und Rosmarin.

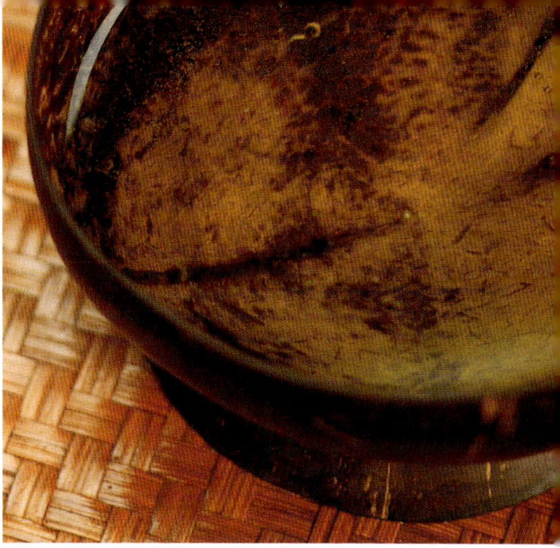

Kompressen vorbereiten

1) Für eine heiße Kompresse 1,2 Liter Wasser in ein Gefäß geben, das Wasser soll so heiß wie möglich sein. Für eine kalte Kompresse nehmen Sie dieselbe Menge an Eiswasser.

2) Nach Wunsch ätherische Öle zufügen, 4–5 Tropfen für Erwachsene, 1–2 für Kinder oder Menschen mit empfindlicher Haut.

3) Ein saugfähiges Stück Stoff falten (Leinen, Baumwolle), und in das Wasser geben. Darauf achten, dass auch das Öl aufgesaugt wird.

4) Herausnehmen und gut auswringen. Sofort auf die betroffene Stelle legen.

5) Wenn die heiße Kompresse auf Körpertemperatur erkaltet bzw. erwärmt ist, die Kompresse entfernen und eine neue auflegen.

Die Beweglichkeit steigern

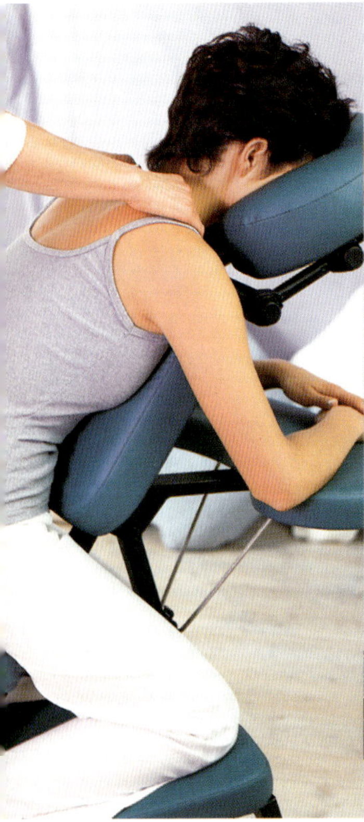

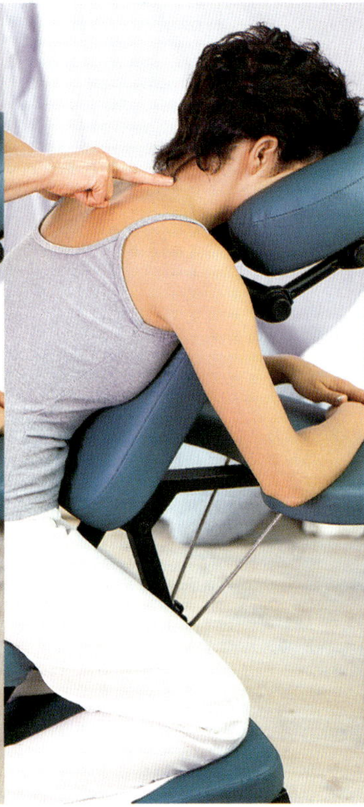

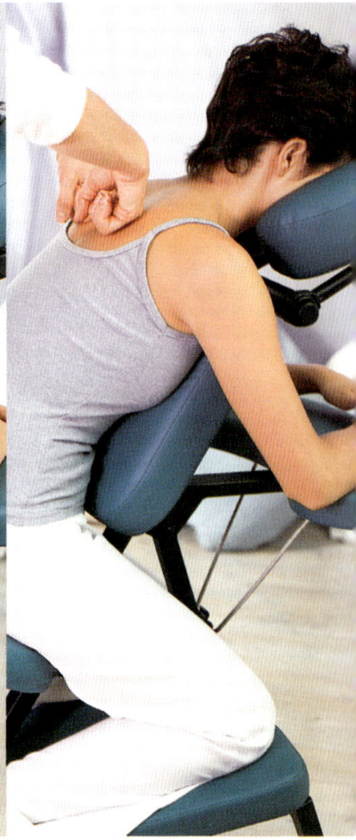

△ 1) Den Kopf und den Nacken umkreisen

Reiben Sie Ihre Hände, bis sie warm sind. Legen Sie sie leicht auf die Schultern der Partnerin. Zentrieren Sie sich und halten Sie einen Moment inne. Versuchen Sie beide, simultan zu atmen. Kreisen Sie großflächig um die Schultermuskeln, um dortige Verhärtungen zu behandeln. Sechsmal wiederholen.

Nach oben hin Kreise verkleinern. Bis zum Schädelansatz massieren. Die Übung sechsmal wiederholen.

△ 2) Neigen

Zeige- und Mittelfinger Ihrer aktiven Hand bilden ein „V“. Die unterstützende Hand ruht auf einer Schulter der Partnerin. Am unteren Nacken mit Ihren Fingerspitzen mittleren Druck ausüben. Massieren Sie dann entlang der Rückenwirbel bis zum unteren Rücken. Am Ende mit den Fingern entlang der Wirbelsäule ausstreichen. Dreimal wiederholen.

Nutzen

Belebt das Nervensystem.

△ 3) Mit der flachen Faust sanft klopfen

Formen Sie Ihre Hände zu lockeren Fäusten. Sanft mit der flachen Seite Schultern und Wirbelsäulenmuskeln abklopfen. An den Armen weiterklopfen. Dreimal wiederholen. Ausstreichen.

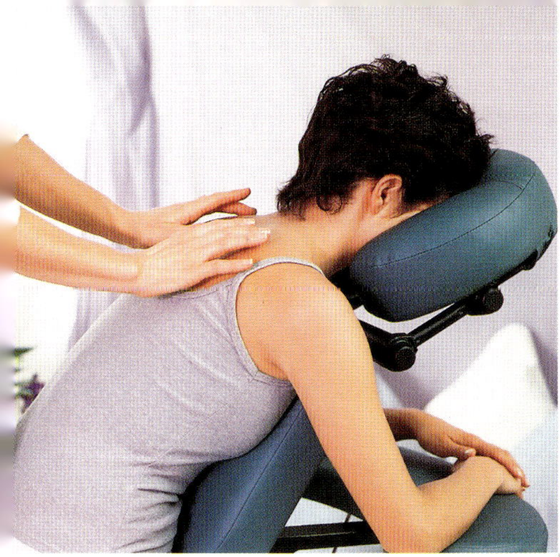

◁ 4) Federgriff

In leichten Streichungen mit den Fingerspitzen Nacken, Schultern und Wirbelsäulenmuskeln massieren. Zwei- bis dreimal wiederholen.

5) Sanft ausstreichen ▷

Mit den Handrücken in langen Streichungen den Rücken hinauf- und hinuntermassieren.

Sechsmal wiederholen.

Nutzen

Der Partner kann sich besser aufrichten.

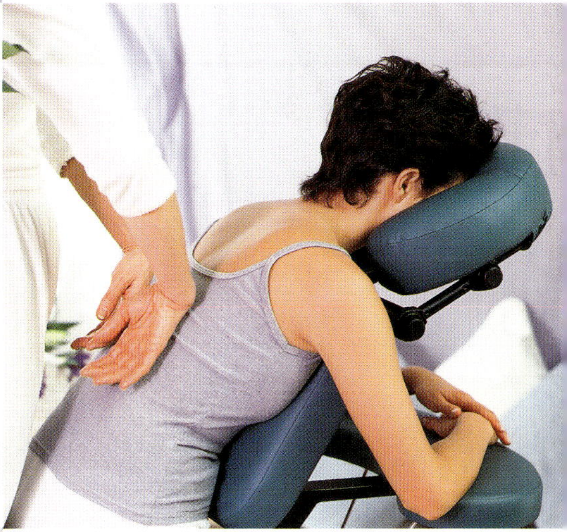

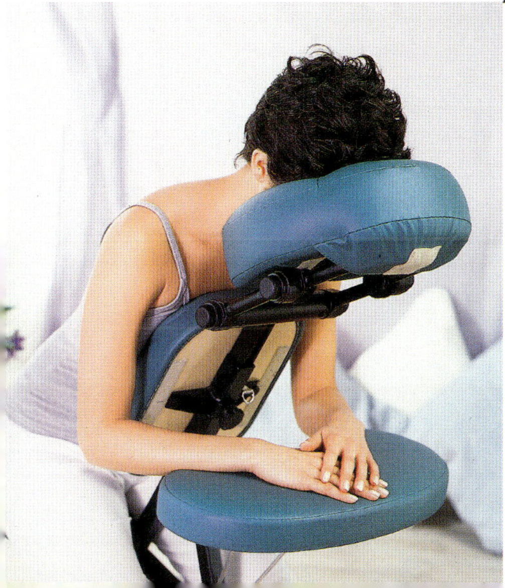

◁ 6) Ende der Behandlung

Den Partner einige Minuten in Ruhe lassen. Er kann eine warme Decke bekommen, um sich noch wohler zu fühlen.

Die sinnliche Massage

Der Schlüssel zu einer erfüllenden Liebesbeziehung ist die zärtliche Berührung. Für mich ist die Berührung eine sehr wichtige Form der Kommunikation. Jedes Paar kann seine eigenen Schwingungen finden. Die Chemie ist bei jedem Paar anders. Allen gemeinsam ist aber der Wille, zu geben und zu nehmen. Die folgenden zärtlichen Griffe können Sie zu Sinnlichkeit und Erotik in jeder neuen oder bestehenden Beziehung inspirieren.

1) Rücken und Nacken ausstreichen ▷

Sie sitzen sich gegenüber. Verschlingen Sie die Beine und wiegen Sie Ihre Oberkörper in den Armen. Legen Sie jeweils Ihre Hände übereinander und streichen Sie im und gegen den Uhrzeigersinn Rücken und Nacken hinauf und hinunter. Passen Sie sich dabei ganz intuitiv an die Bedürfnisse Ihres Partners und Ihrer Partnerin an.

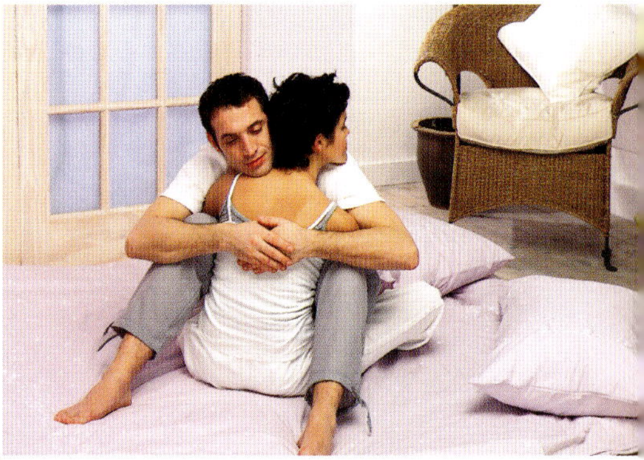

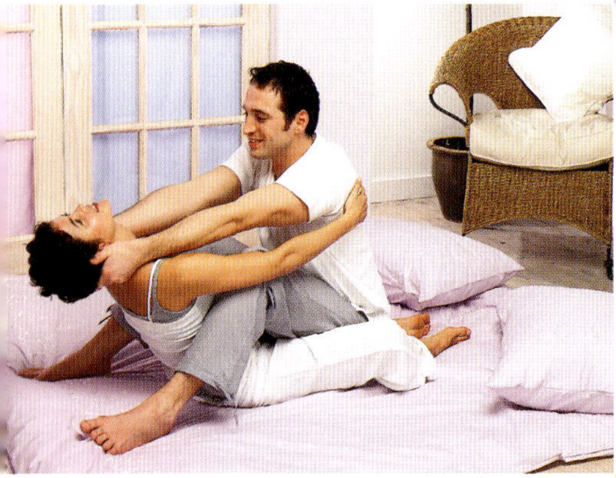

◁ 2) Wippschaukel

Den Rücken des Partners mit den Händen abstützen. Seine Arme sind gestreckt und liegen hinter Ihrem Rücken. Den Partner weit nach hinten lehnen und wieder aufrichten. Sechsmal wiederholen, dann Rollen tauschen.

Umgreifen Sie gegenseitig Ihre Nacken. Lehnen Sie sich beide so weit wie möglich zurück. Nach vorne und nach hinten wippen. So oft wiederholen, wie Sie beide wollen.

3) Nacken pressen ▷

Ihre Finger um den Nacken der Partnerin verschränken. Sanften, aber anhaltenden Druck mit den Handballen ausüben, wenn Sie die Muskeln links und rechts des Nackens massieren. Einige Sekunden halten. Mehrere Male wiederholen. Dann die Rollen tauschen.

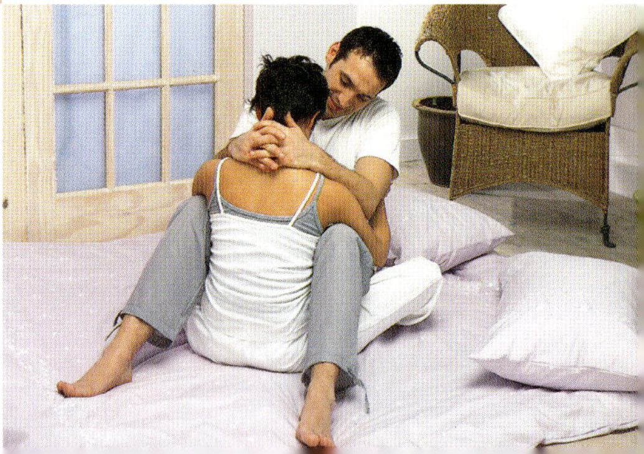

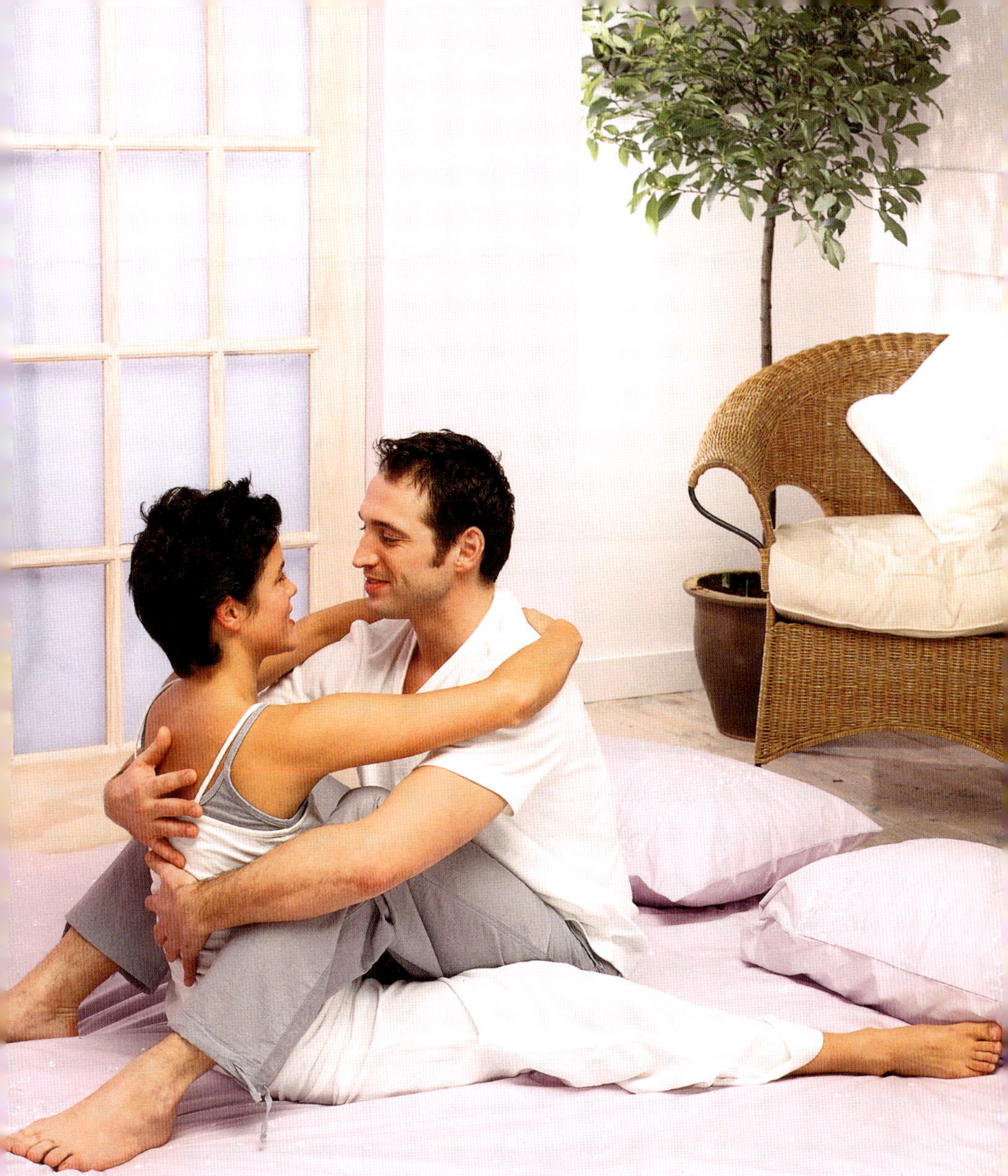

△ 4) Knuddeln

Am Ende dieser Einheit nehmen Sie sich gegenseitig zärtlich in die Arme. Halten Sie einander fest, bis Sie zu einer Einheit verschmolzen sind.

Die sinnliche Massage

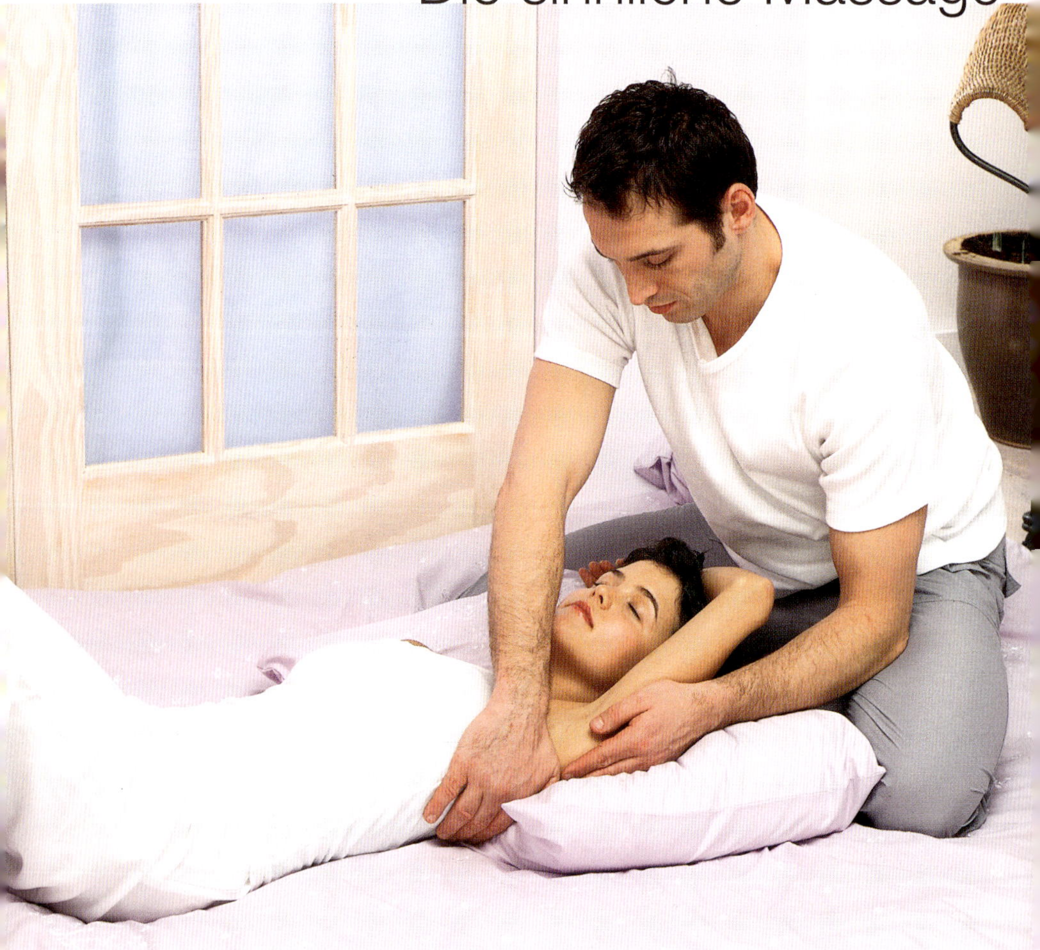

△ 5) Arme sanft ausstreichen

Ihr Partner liegt auf dem Rücken. Unterstützen Sie seinen Oberkörper und Kopf mit einem Kissen. Knien Sie so nahe wie möglich neben seinem Kopf. Legen Sie seinen linken Arm über seinen Kopf. Ihre unterstützende Hand gleitet auf seine Brust. Ihre aktive Hand legen Sie darüber, sodass die Brust von beiden Händen umfangen wird. Ziehen Sie beide Hände zu sich heran und streichen Sie Hand und Arm hoch bis zur Achselhöhle. Zwei- bis dreimal wiederholen. Auch den rechten Arm ausstreichen.

Nutzen

Unterstützt den Lymphabfluss und beruhigt.

6) Arme ausstreichen und dehnen ▷

Beide Arme der Partnerin liegen locker über dem Kopf übereinander geschlagen. Legen Sie Ihre beiden Hände auf ihre Brust. Ziehen Sie langsam, aber stetig entlang der unteren Rippen, der Achselhöhlen sowie der Oberarme. Den Griff an den Vorderarmen weiterfließen lassen und an den Handgelenken beenden. Ihre Hände sollten bei den beiden Handgelenken nicht die Pulsstellen umfassen. Lehnen Sie sich zurück und dehnen Sie ihre Arme und Schultern so lange, wie es für sie angenehm ist. Dabei sanften, aber stetigen Druck anwenden. Loslassen und die Übung dreimal wiederholen.

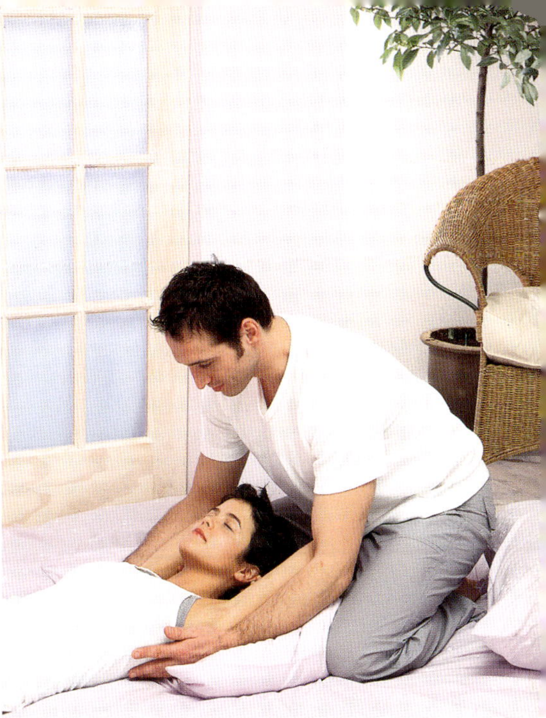

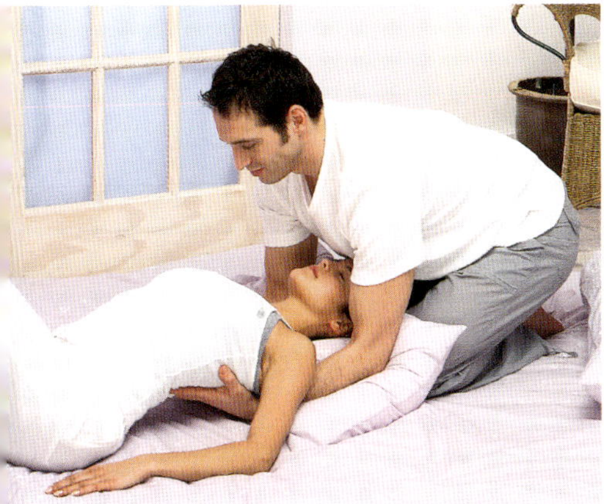

◁ 7) Obere Rückenpartie ziehen

Ihre Hände liegen unter ihren Schulterblättern. Spreizen Sie Ihre Finger weit auseinander. Die Partnerin beugt nun leicht ihren Rücken. Unterstützen Sie sie dabei, indem Sie mit Ihren Händen über ihren Körper und Nacken streichen. Am Ende sanft am Hinterkopf zupfen.

8) Zum Abschluss etwas für Herz und Verstand ▷

Legen Sie Ihre aktive Hand sanft auf das Herz der Partnerin. Ihre unterstützende Hand liegt auf ihrer Stirn. Konzentrieren Sie sich ganz auf den Energiefluss, der zwischen Ihnen beiden besteht.

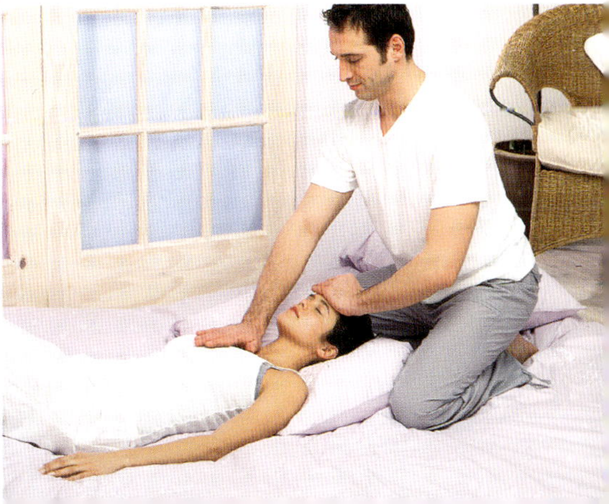

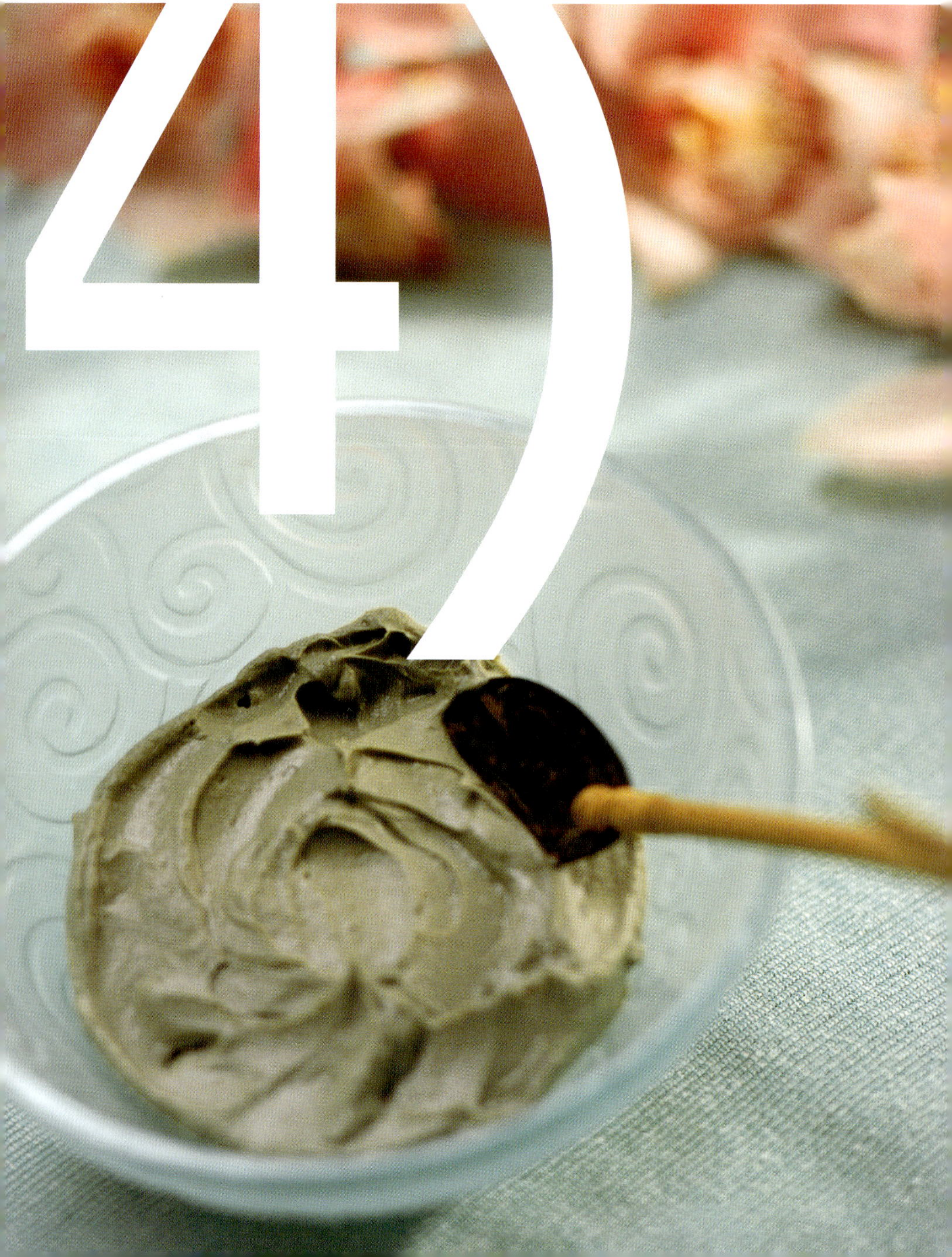

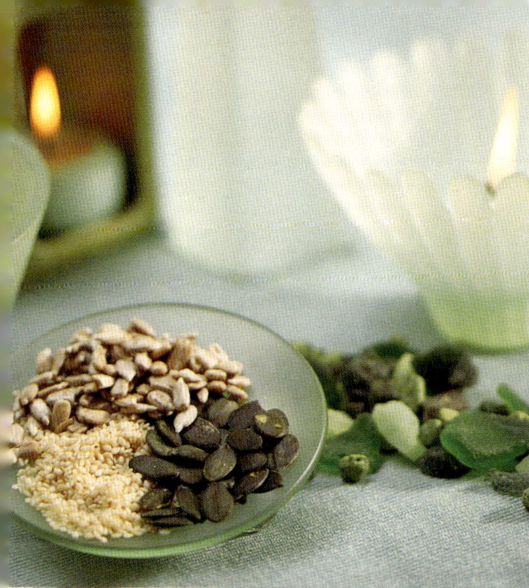

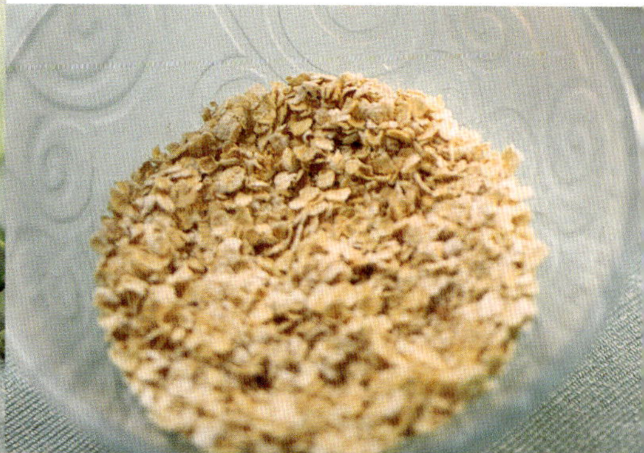

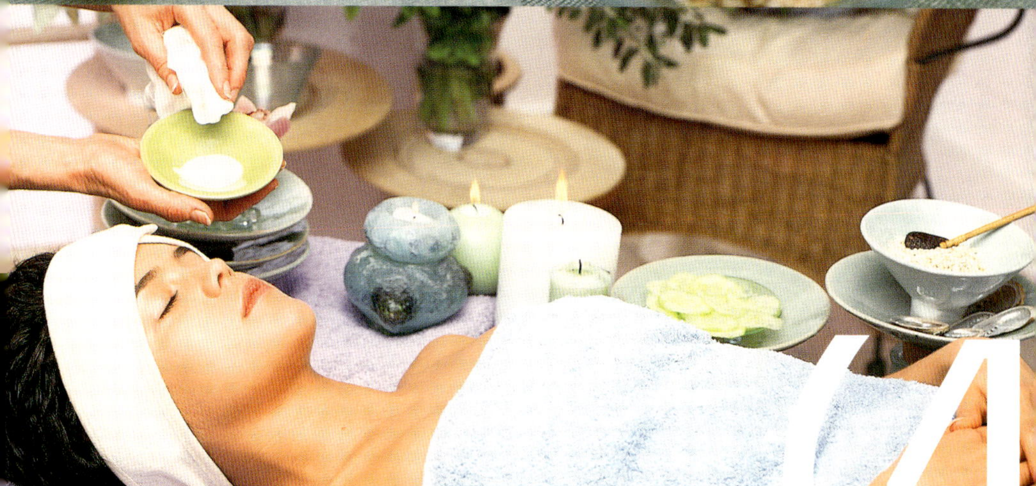

4 Natürliches Gesichts-Lifting mit Hiki

Tiefenreinigende Schönheitsbehandlung

Schönheitspflege findet nicht nur in entsprechenden Salons statt. Sie können selbst Masken und Cremes herstellen und herausfinden, welche für Sie am besten sind. Verwenden Sie hierzu ausschließlich natürliche Inhaltsstoffe. Gesichts-Peelings aus gemahlenen Nüssen oder Lotionen und Masken aus Avocados oder tropischen Früchten stecken voller Enzyme und schenken Ihrem Gesicht einen frischen, neuen Teint. Die richtige Menge mit den Fingerspitzen oder einem Naturhaarpinsel aufzutragen ist eine Kunst für sich. Jeder Strich massiert in seinem rhythmischen Fluss die Haut, beruhigt die Nerven und lässt die Sorgenfalten schwinden. Die folgende Schönheitsbehandlung mit Tiefenreinigung setze ich regelmäßig ein. Einige Rezepturen finden Sie auf Seite 118.

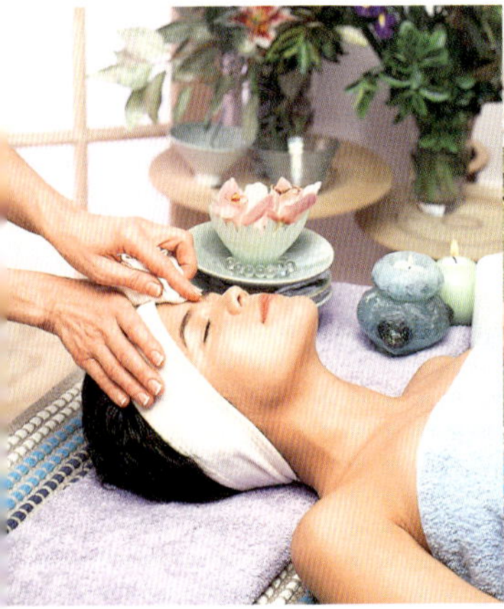

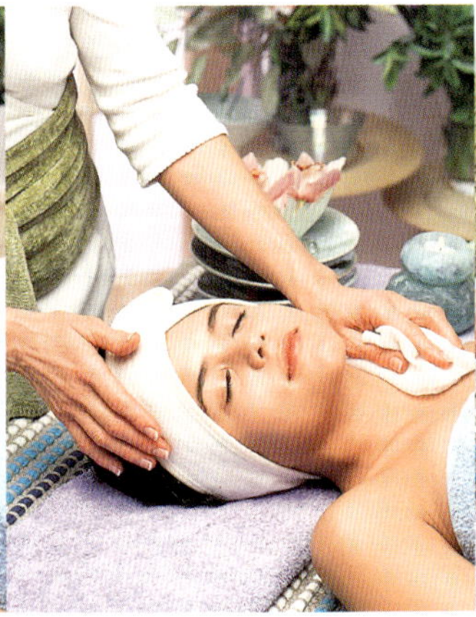

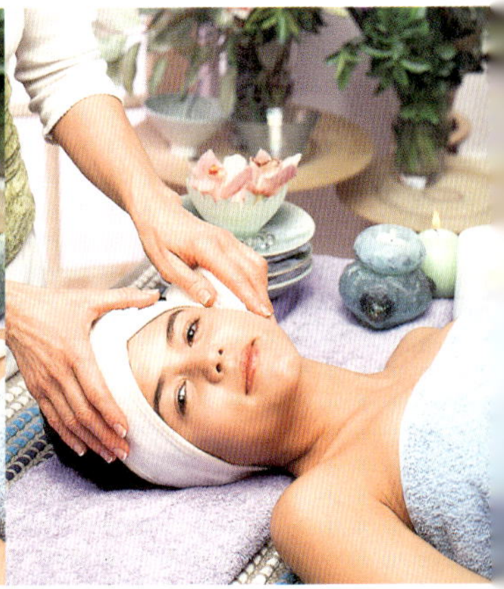

△ 1) Gesicht reinigen

Das Haar der Partnerin zurückbinden. Den Körper zudecken. Es kann auch ein eingerolltes Handtuch unter den Kopf oder Nacken gelegt werden. Ein Stück Baumwolle mit Reinigungsmilch beträufeln. Sie können hierfür z. B. zwei Drittel Soja- oder Kokosmilch mit einem Drittel Mineral-, Regen- oder gefiltertem Wasser mischen. In kreisenden Bewegungen Richtung Stirn das gesamte Gesicht reinigen.

△ 2) Hals reinigen

Das Gesicht der Partnerin auf die Seite legen. Sanft mit einem feuchten Tuch vom Schlüsselbein über eine Nacken- und Gesichtsseite streichen. Fahren Sie weiter über den Hals, das Kinn hinter ein Ohr fortfahren. Zwei- bis dreimal wiederholen. Dann die andere Seite reinigen.

△ 3) Ohrenpartie reinigen

Ein dünnes Tuch anfeuchten und einen Finger damit umwickeln. Das Äußere des Ohrs reinigen. Dabei leichten Druck auf die kleinen Falten ausüben. Mit einer kreisenden Bewegung um das Ohr herum an der Ohrfalte nahe am Schädel beenden. Beide Ohren auf diese Weise gründlich reinigen.

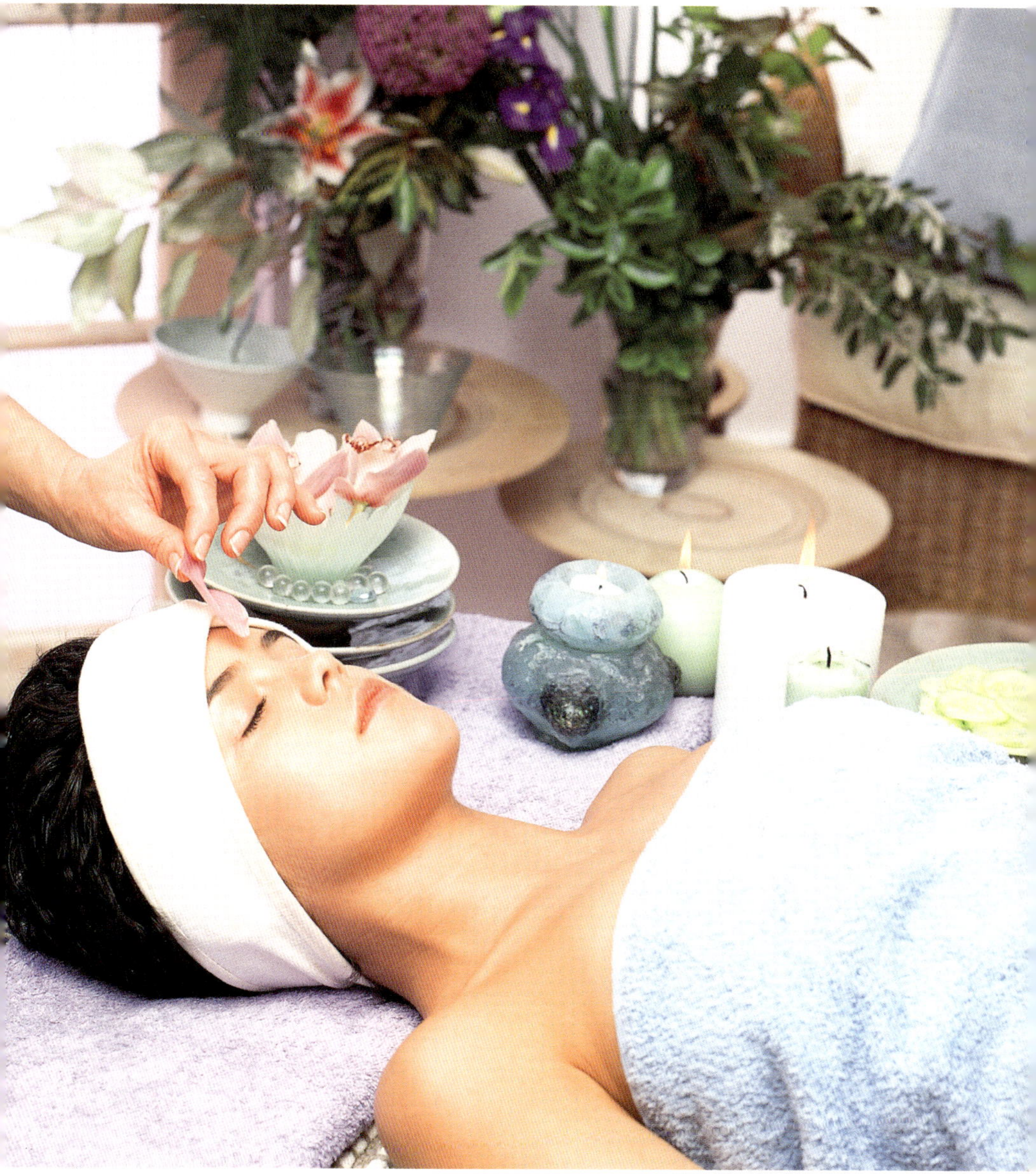

△ 4) Gesicht sanft ausstreichen

Streichen Sie sanft die Gesichtsmuskeln an den Konturen mit einem duftenden Rosenblatt oder einer anderen weichen Blüte aus.

Tiefenreinigende Schönheitsbehandlung

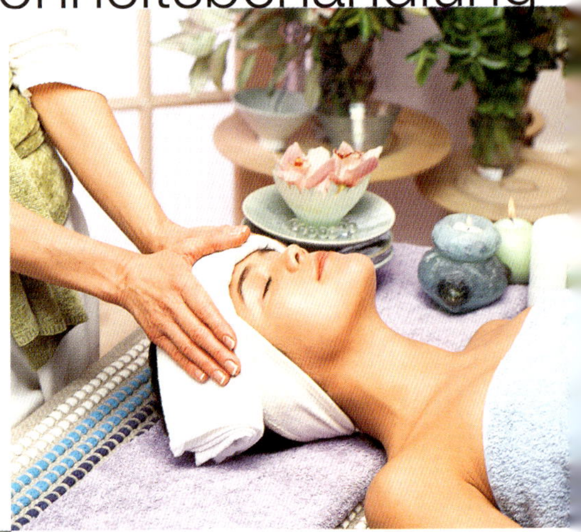

5) Stirn trocknen ▷

Einen Kissenbezug aus Baumwolle mehrmals wickelförmig zusammenfalten und auf die Stirn der Partnerin legen. Vorsichtig von der Stirnmitte zu den Schläfen trockenstreichen. Zwei- bis dreimal wiederholen.

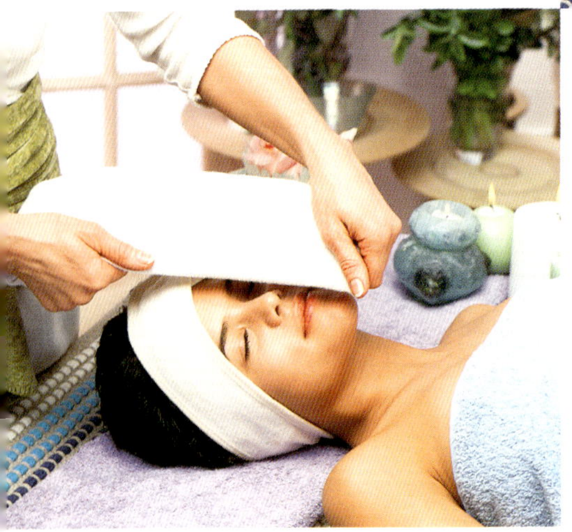

◁ 6) Gesicht trocknen

Den entsprechend gefalteten Kissenbezug auf eine Gesichtshälfte der Partnerin legen. Dabei die Nase, aber nicht die Nasenlöcher abdecken. Leicht mit dem Zeigefinger an den Konturen der Stirn und an der abgedeckten Nase entlangstreichen. Dann sanft mit der gesamten Hand über diese Gesichtshälfte nach außen streichen. An der anderen Gesichtshälfte wiederholen.

7) Nacken und Kehle trocknen ▷

Den gefalteten Kissenbezug auf das Schlüsselbein legen. Das Ende des Bezugs nahe dem Nacken festhalten. Nach oben über Kehle und Nacken weg bis hin zum Kinn ziehen. Alternativ aus dem Kissenbezug eine Rolle falten und mit derselben nach oben gehenden Streichung über die Gurgel ziehen.

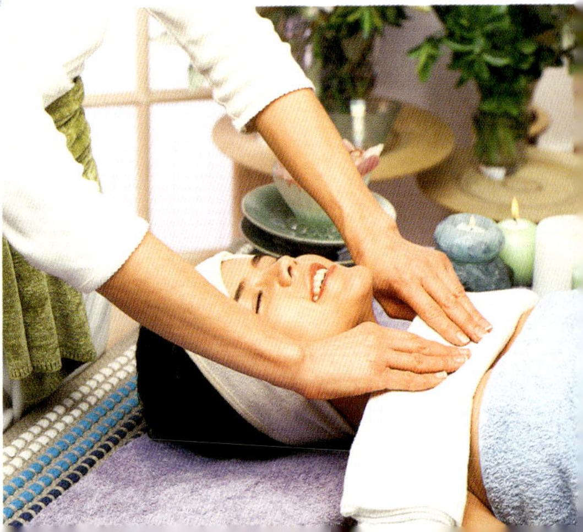

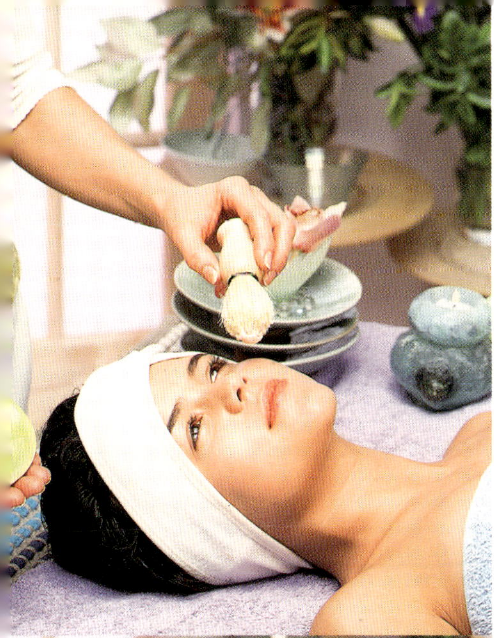

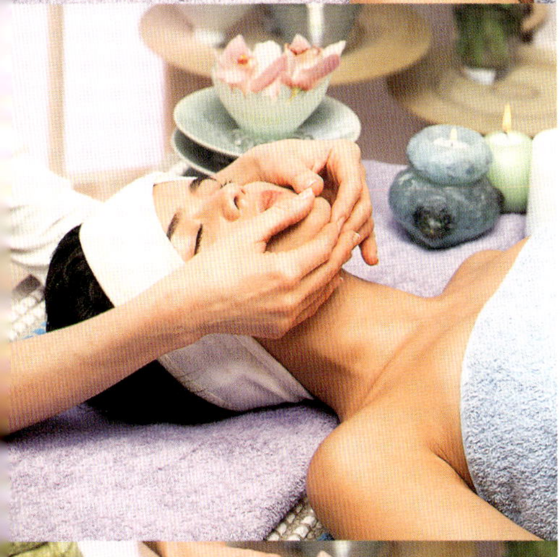

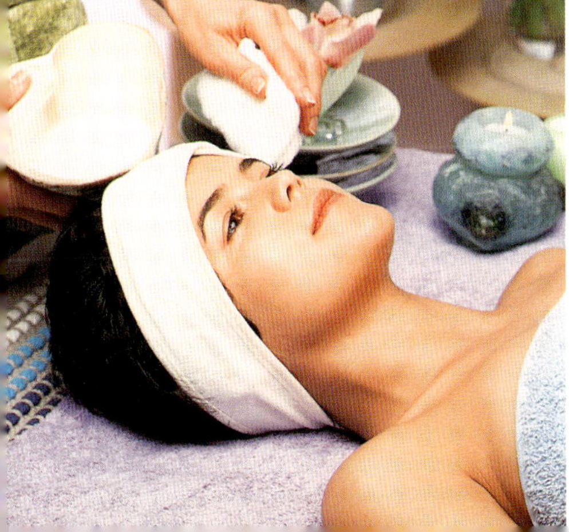

◁ 8) Peeling auftragen

Mit mittlerem Druck auf das Gesicht und wenig Druck auf den Hals Ihr ausgewähltes Peeling auftragen. Dazu nehmen Sie am besten einen Rasierpinsel mit Naturborsten. Augenpartien und Lippen aussparen.

◁ 9) Peeling massieren

Mit leichten Aufwärtsbewegungen der Finger das Peeling auf Gesicht, Nacken und Hals verteilen. Das Kinn leicht in kleinen Kreisen massieren. Kreisend weiterarbeiten, bis alle Partien bis auf Augenhöhlen und Lippen bedeckt sind.

Nutzen

Dieses Peeling entfernt tote Hautpartikel bzw. löst sie. Die natürliche Fettsekretion wird angeregt. Hilft gegen vorzeitiges Altern und Austrocknen der Haut. Auch fettige Haut muss durch Peeling angeregt werden. Bei diesem Hauttyp arbeiten Sie am besten mit einer leichten Lotion auf Limonen- oder Zitronenbasis.

◁ 10) Peeling abnehmen

Das Peeling mit einem rauen Waschlappen abnehmen, der zuvor in warmem oder kaltem Regenwasser bzw. Mineralwasser gereinigt wurde. Alternativ dazu können Sie eine „Milch" einsetzen, die aus in 600 ml heißem Wasser aufgeweichtem Hafermehl besteht. Das Ganze bitte vor der Anwendung absieben. Sanft das Gesicht mit einem angewärmten Handtuch trocknen. Das Handtuch kann in etwas Rosenwasser getränkt sein.

Tiefenreinigende Schönheitsbehandlung

Ich verwende während einer Behandlung meist mehrere Gesichtsmasken. Einige bewirken eine Tiefenreinigung, andere pflegen und nähren die Haut. Dadurch werden alle „metaphysischen" Masken, die wir im Alltag aufsetzen, entfernt. Endlich sehen Sie dann Ihre wahre, natürliche Schönheit – ein weiches, strahlendes Gesicht voller Energie. Probieren Sie einige der Rezepte auf Seite 118 aus.

11) Maske auftragen ▷

Verwenden Sie zum Auftragen einen weichen Make-up-Pinsel mit Naturborsten. Tragen Sie die Maske in sanften, kreisenden Bewegungen auf das Gesicht auf. Nicht auf Augenhöhlen und Lippen auftragen.

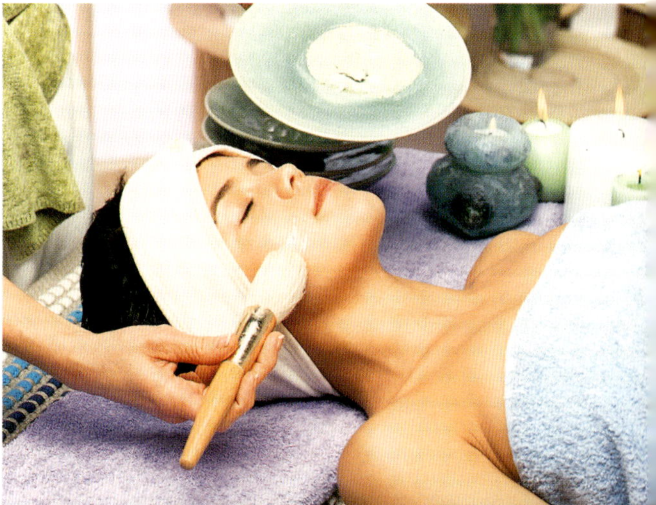

12) Maske einwirken lassen ▷

Damit die Maske feucht bleibt, zusätzlich geschälte Gurkenscheiben auflegen. Maske 10 Minuten einwirken lassen.

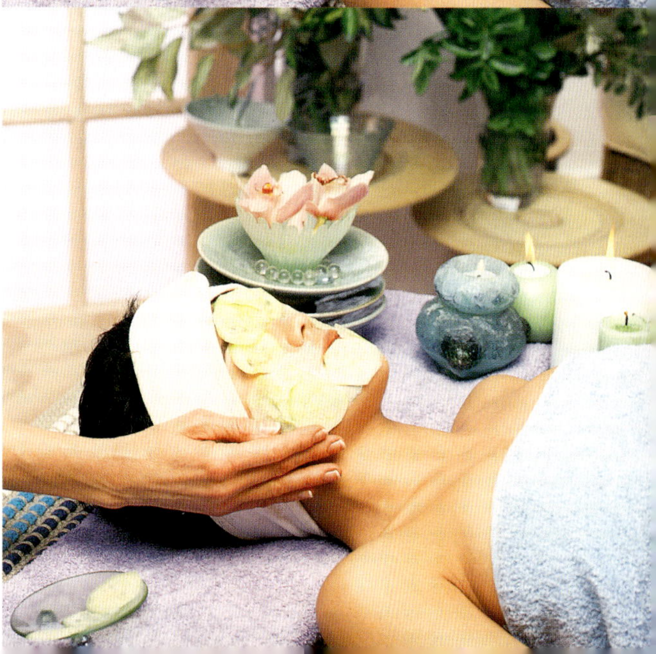

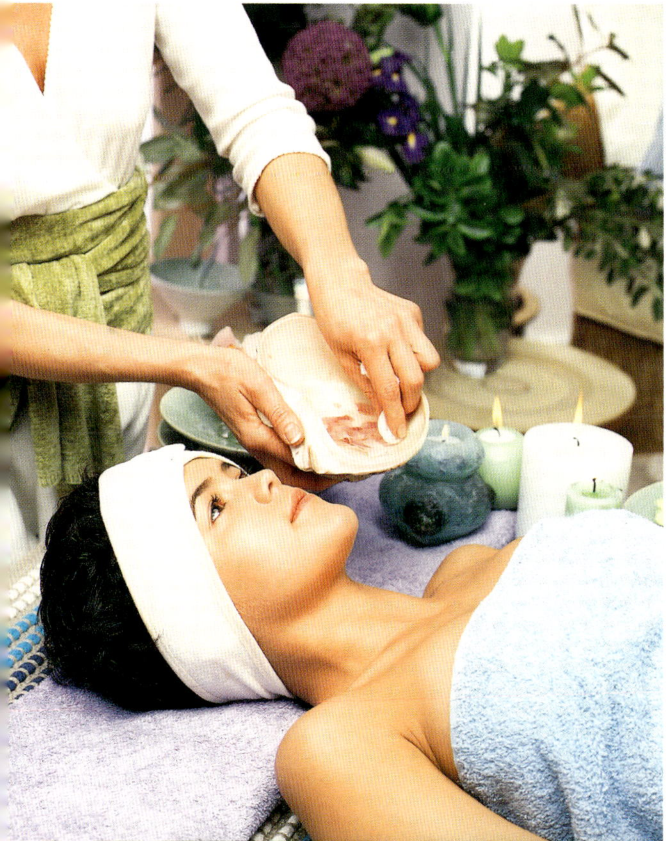

◁ 13) Maske abnehmen

Gurkenscheiben und Maske abnehmen. Hierzu benutzen Sie ein feuchtes, angewärmtes Tuch. Zum Anfeuchten kann gefiltertes oder kaltes Regenwasser benutzt werden. Auch Mineral- oder Rosenwasser wirkt angenehm. Das Gesicht mit einem weichen Frotteetuch trockentupfen.

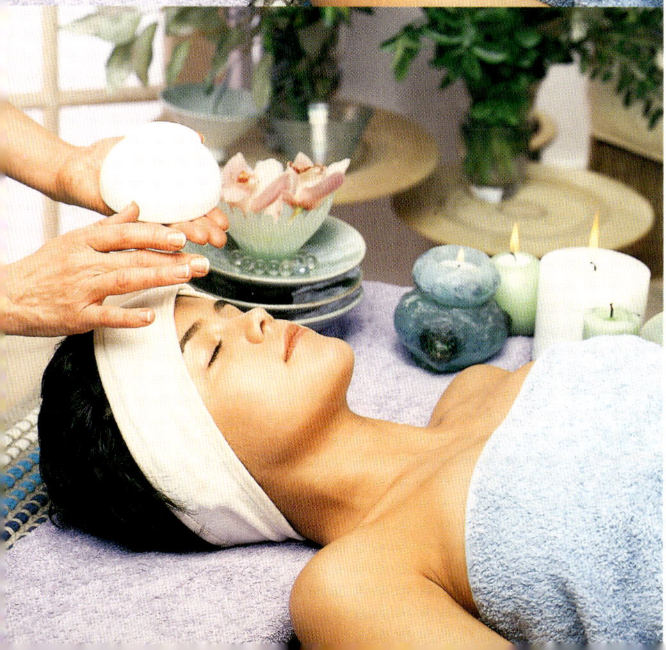

◁ 14) Pflegen und Nahrung spenden

Erwärmen Sie ein wenig reichhaltige Gesichtscreme mit Ihren Handflächen. Alternativ kann eine Keramikschale in einem heißen Wasserbad verwendet werden. Beginnen Sie an der Stirn und tragen Sie die Creme mit Ihren Mittelfingern auf. In kreisenden Bewegungen sanft nach außen arbeiten, über die Schläfen, rund um die Augenhöhlen und die geschlossenen Augen.

Tiefenreinigende Schönheitsbehandlung

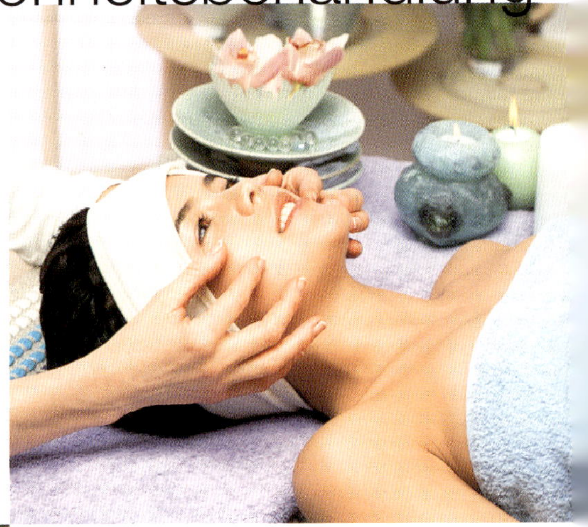

15) Wangen ausstreichen ▷

Mit den Fingerspitzen angewärmte Creme auf die Wangen auftragen und in kleinen, kreisenden Bewegungen einarbeiten. Massieren Sie dabei von der Nase nach außen. Von den Nasenflügeln leicht nach außen zu den Wangenmuskeln zupfen, dann hoch zu den Schläfen streichen.

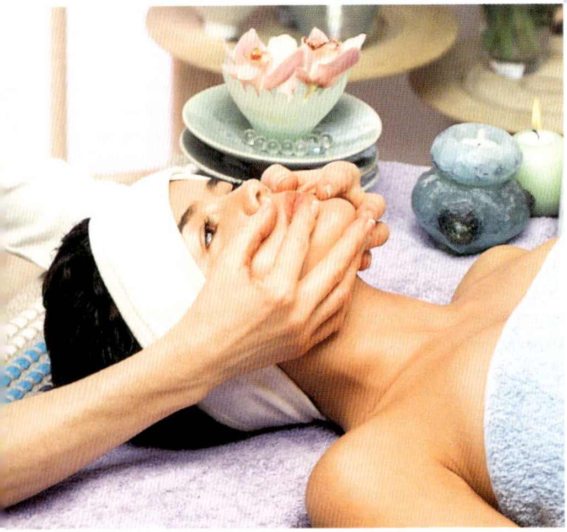

◁ 16) Lippen sanft ausstreichen

Gegebenenfalls zusätzliche Creme verwenden. Die Daumen pressen sanft auf den Bereich zwischen Oberlippe und Nase. Die Zeigefinger massieren sanft den Bereich zwischen Unterlippe und Kinn. Wiegen Sie den Kiefer mit Ihren Handflächen. Die restlichen Finger liegen ganz entspannt an der Kehle. Dann streichen Finger und Daumen sanft nach außen und hinauf zu den Schläfen. Streichen Sie mit Ihren Zeigefingern kreisförmig über die Einbuchtungen der Schläfen. Sanft pressen, halten und loslassen. Das Ganze dreimal wiederholen.

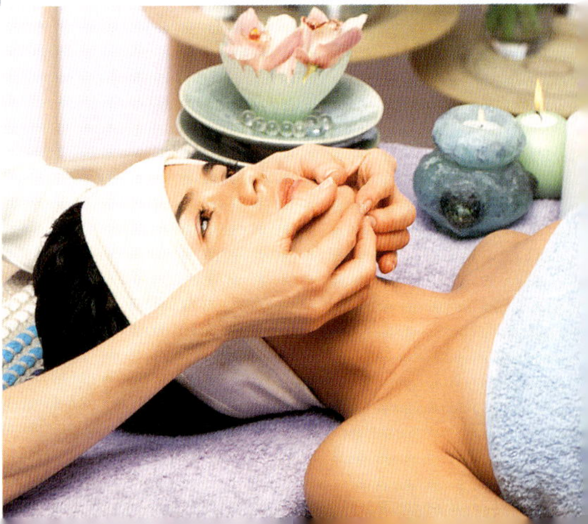

17) Kinn sanft zwicken ▷

Das Kinn zwischen Daumen und Zeigefinger nehmen und sanft zwicken. Dann am Kiefer entlang hoch zu den Schläfen streichen und dort die Streichung kreisend beenden. Sanft pressen, halten und loslassen. Das Ganze dreimal wiederholen.

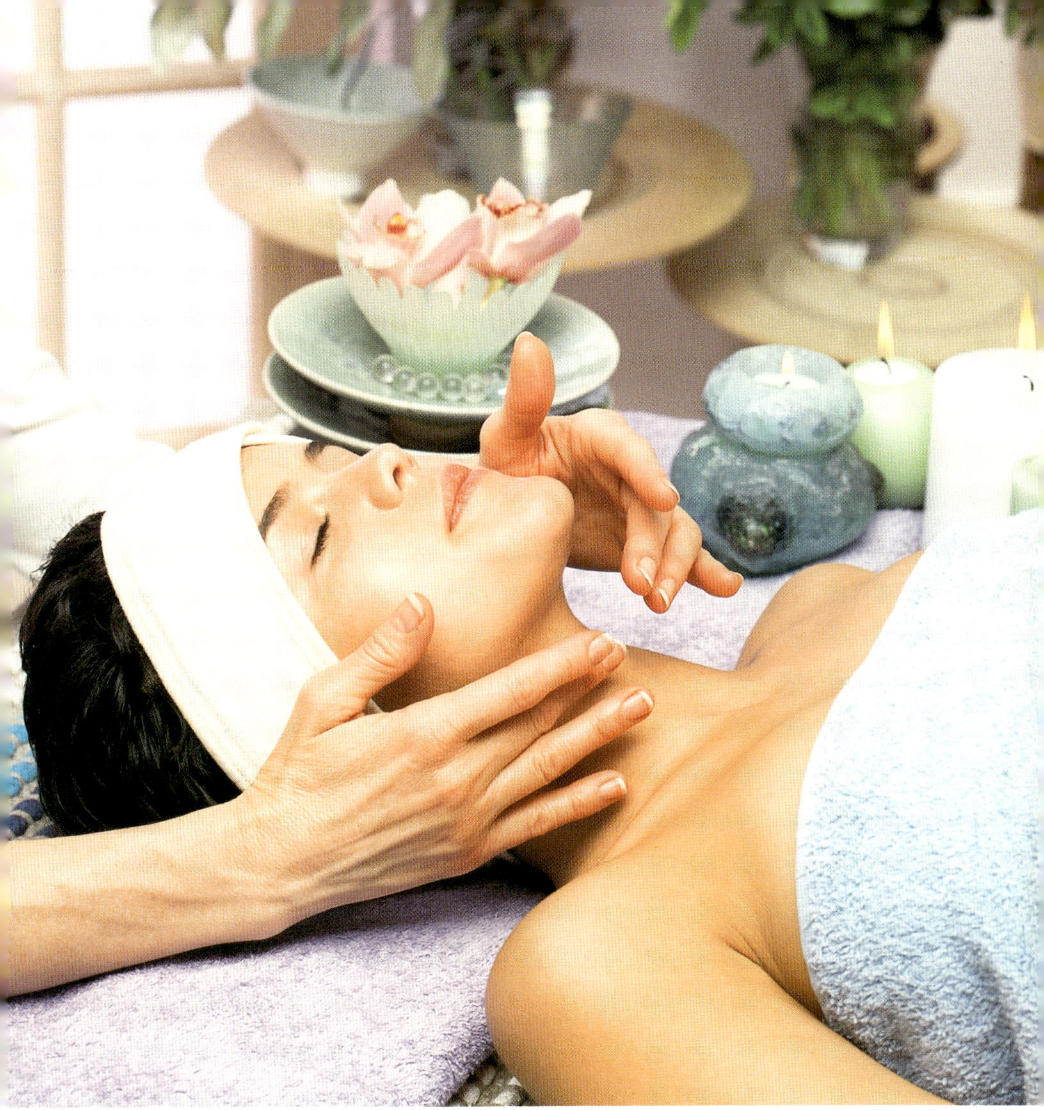

△ 18) Nacken sanft ausstreichen

Creme mit den Fingerspitzen auf Hals und Nacken geben. Dabei mit beiden Händen abwechselnd mit leichten Strichen Richtung Gesicht arbeiten. Zum Abschluss die Zeigefinger erneut eincremen und von der Nasenspitze zum Dritten Auge streichen. Dort kreisen, sanft pressen, halten und loslassen.

10-Minuten-Massage nach Joseph Corvo

Jeder Auszubildende, jeder Student im medizinischen Bereich lernt, dass die körperliche Struktur des Menschen nur ein Aspekt seiner Existenz ist. Bereits die alte Medizin und Heilkunde wusste, dass es noch eine andere, „ätherische", also geistige Dimension gibt. Sie ergänzt und reflektiert alles Körperliche. Die ätherische Dimension ist auch als Ki, Chi oder Prana bekannt. Wie die entsprechenden Lehren und die tägliche Praxis vieler beweisen, ist diese sehr persönliche Energie als eine unterstützende Kraft unserer gesamten Existenz anzusehen. Ki kann, mit dem entsprechenden Wissen und ausreichender Übung gesteuert und so gelenkt werden, dass sich Blockaden lösen. Dann ist der Weg zu einer stark gesteigerten Wahrnehmung und körperlicher Schönheit geebnet. Der völlig ungehinderte Fluss des Ki bestimmt unser körperliches, emotionales und geistiges Wohlbefinden.

Lebensenergien ausbalancieren

Wird der Energiefluss gestört, kann es zu Blockierung oder Verstopfung der Nerven kommen. Die unzureichende Versorgung mit Blut, Sauerstoff, Proteinen und Mineralien steht uns ins Gesicht geschrieben, die Haut wird schlaff, trocken und altert vorzeitig. Joseph Corvos so genannte „Zonentherapie" gleicht diese Erscheinungen durch eine tägliche 10-Minuten-Gesichtsmassage aus. Der Muskelaufbau wird somit verbessert, der Teint vitaler.

Da wir meistens zuerst nach unserem Gesicht beurteilt werden, ist Schönheitspflege an dieser Stelle besonders angesagt. Aber Cremes, Lotionen, Reinigungswasser und andere Beauty-Produkte leisten dabei nur einen kleinen Teil der Arbeit. Denn Massage ist viel effektiver. Gönnen Sie sich daher immer diese tägliche Behandlung und entwickeln Sie ein ausgeprägteres, hübscheres, noch gesünder aussehendes Gesicht.

Die richtigen Druckpunkte bestimmen

Die Körperzonen können sich von Mensch zu Mensch natürlich ein wenig unterscheiden – bei regelmäßiger Anwendung werden Sie aber schnell die richtigen Pressurpunkte bei sich feststellen. Tasten Sie dazu um die hier vorgestellten Punkte herum, bis Sie fündig werden. Die richtigen Punkte sind meistens ganz besonders empfindlich, da dort die Gifte aufgestaut sind. Denken Sie beim Tasten auf Ihrer Haut immer daran, dass Ihre Fingernägel nicht allzu lang sein sollten.

Sinnvoll Druck anwenden

Immer nach oben und dabei von innen nach außen in kreisenden Bewegungen massieren. Die Pressurpunkte sollten entsprechend druckvoll massiert werden. Auch das Druckempfinden ist von Mensch zu Mensch unterschiedlich. Bei allen Schritten bis auf 3, 4 und 15 kann so druckvoll massiert werden wie gewünscht. An all den Stellen, die besonders blockiert sind, Vorsicht walten lassen. Massieren Sie nie druckvoll für eine längere Zeit oder an empfindlichen Stellen. Üben Sie lieber nur einige Sekunden Druck aus, streichen Sie dann ein wenig höher und kehren Sie später wieder an den Ausgangspunkt zurück. Im Lauf der Behandlungen beseitigen Sie alle verhärteten Reste unter der Haut, bis am Ende jede Reizung verschwunden ist. Dies ist dann immer der Zeitpunkt, an dem Sie wissen, dass Ihre Zonentherapie sehr erfolgreich war.

Vor der Behandlung waschen Sie sich zunächst das Gesicht und trocknen es sorgfältig ab. Das Foto auf der gegenüberliegenden Seite zeigt die Pressurpunkte an. Die Ziffern sind identisch mit den Schritten auf den folgenden Seiten. Verwenden Sie etwa 30 Sekunden für jeden Punkt.

Pressurpunkte an Gesicht, Ohren und Hals. Die Ziffern stimmen mit den Schritten auf den folgenden Seiten überein.

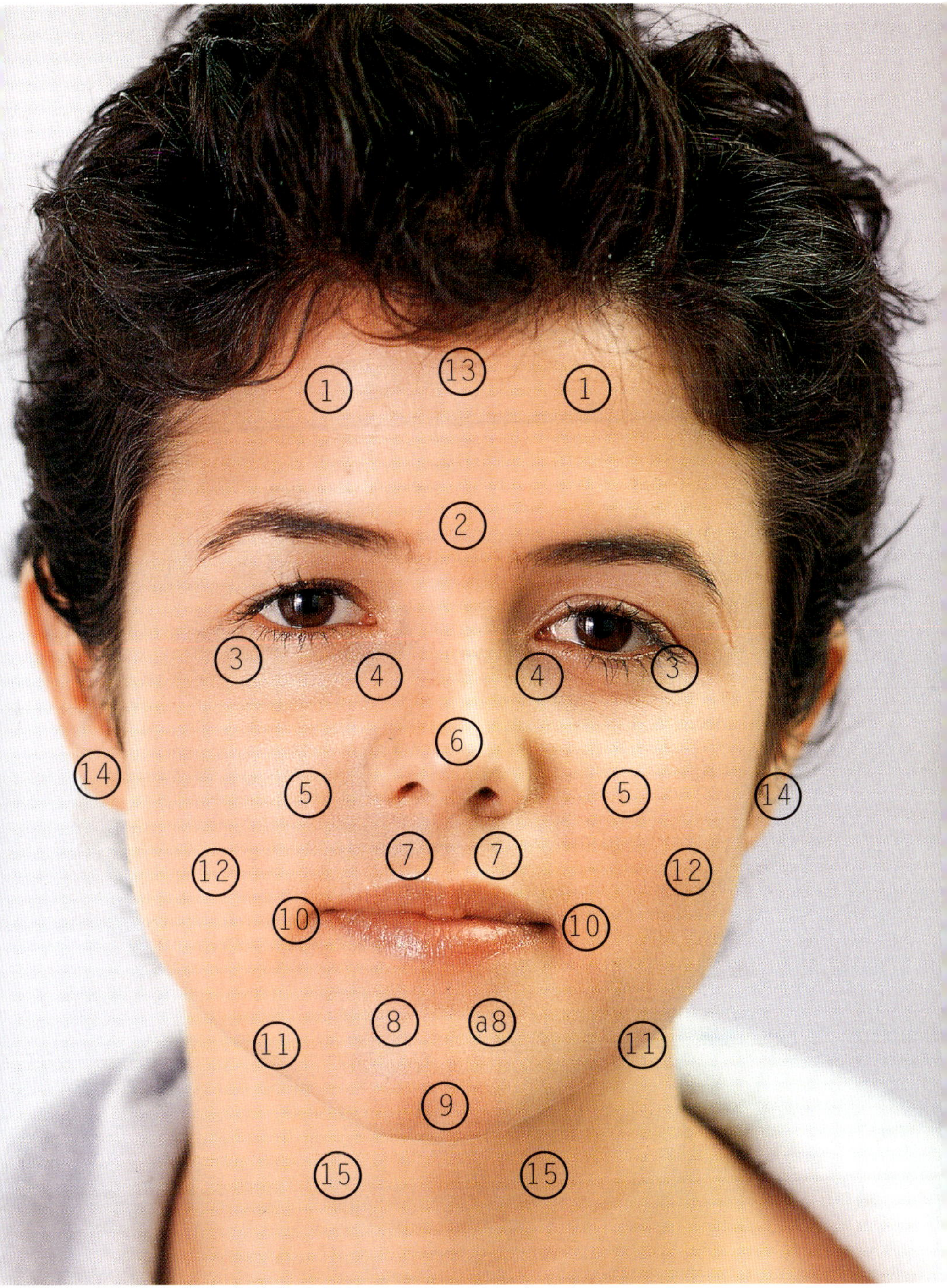
1
13
1
2
3
4
4
3
6
14
5
5
14
7
7
12
12
10
10
8
a8
11
11
9
15
15

10-Minuten-Massage nach Joseph Corvo

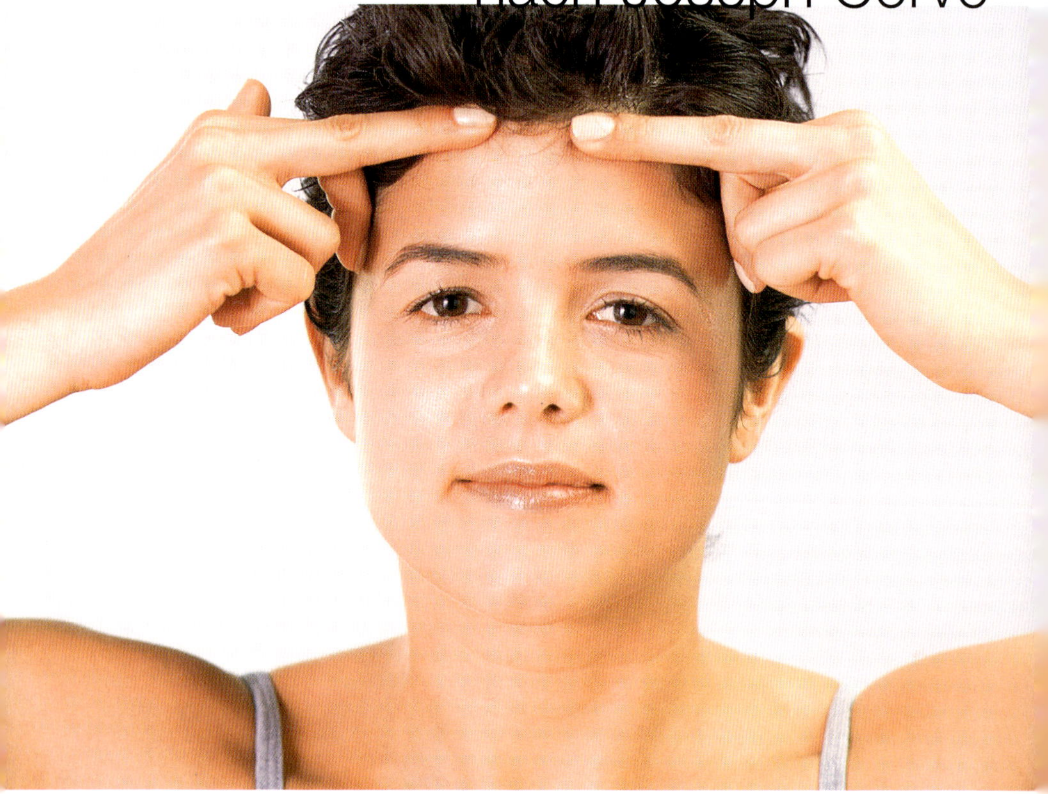

△ 1) Geist anregen

Der erste Schritt verbessert die Haut und die Muskeln der Stirn. Das geistige Bewusstsein wird ebenfalls gestärkt. Stress- und Sorgenlinien an der Stirn werden geglättet. Wenn Sie die Stirn massieren, können auch Ihr Denken und Ihre Reflexe verbessert werden – so die Meinung vieler.

Technik

Am Haaransatz spaltet sich der Schädelknochen. Dort beginnen Sie nun zu massieren. Gehen Sie zu den Stirnseiten über und massieren Sie langsam mit den Mittelfingern zur Stirnmitte. Massieren Sie kreisend in starker Auf- und Abwärtsbewegung. Die Kreise sollten einen Durchmesser von etwa 1 cm haben. An der Stirnmitte angekommen, massieren Sie wieder nach außen. Das Ganze neunmal wiederholen.

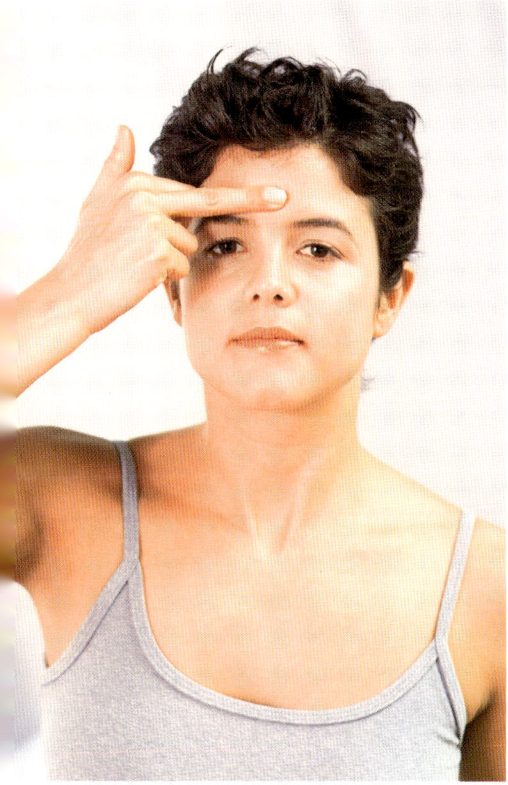

◁ 2) Hypophyse und Drittes Auge

Die Hypophyse kontrolliert im Wesentlichen den gesamten Hormonhaushalt unseres Körpers. Sie wird traditionell mit dem Meister Ajna Chakra – dem Dritten Auge – in Verbindung gebracht. Nur dann, wenn die Hypophyse korrekt funktioniert, arbeiten auch die Hormone richtig. An dieser Stelle Druck auszuüben regt die Hypophyse und auch Ihre Vorstellungskraft an. So wird auch Ihre Wahrnehmung deutlich verbessert.

Technik

Suchen Sie nach der kleinen Vertiefung auf Ihrer Stirn. Dort in kreisenden Bewegungen von etwa 1 cm Durchmesser 30 Sekunden lang massieren.

3) Dickdarm ▷

Funktioniert der Dickdarm nicht so, wie er soll, stauen sich im Körper Gifte an, die nicht richtig ausgestoßen werden können. Müdigkeit und Abgespanntheit sind die Folgen, die uns auch ins Gesicht geschrieben stehen.

Technik

Um diesen Pressurpunkt 3 zu massieren, klopfen Sie immer sanft unter jedem Auge. Beginnen Sie außen und klopfen Sie nach innen zur Nase. Dann wieder zurückklopfen. Viermal wiederholen.

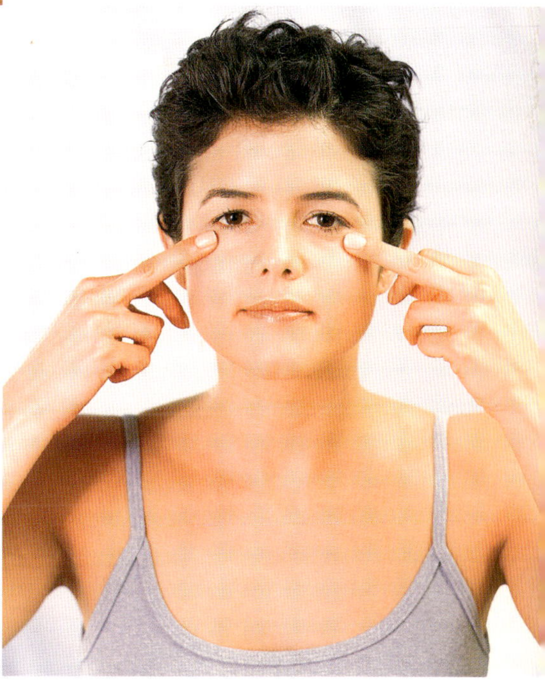

10-Minuten-Massage nach Joseph Corvo

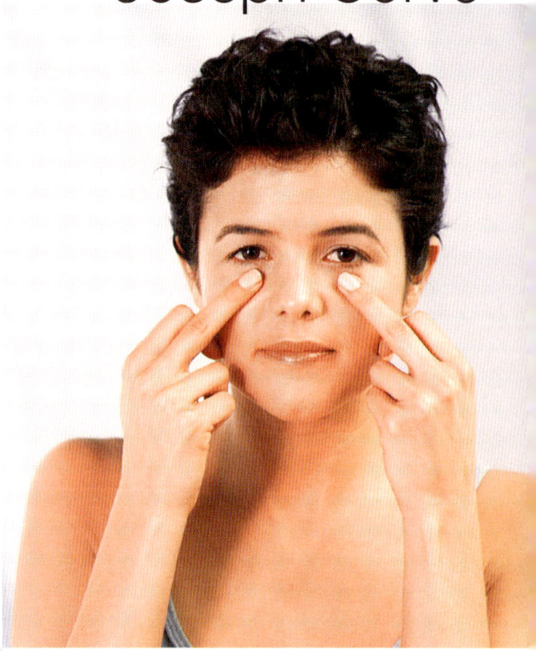

4a) Nieren anregen ▷

Gesunde Nieren bauen Gifte und Säuren im Körper ab. Ein Großteil der Dinge, die wir zu uns nehmen, sind sehr säurehaltig. Daher ist eine korrekte Funktion der Nieren von größter Bedeutung. Jede Störung wirkt sich also dramatisch auf unseren Gesamtzustand aus. Natürlich sieht man dies auch der Gesichtshaut an. Der Pressurpunkt 4 befindet sich jeweils unter dem Auge.

Technik

Um den Pressurpunkt 4 zu massieren, sanft unter jedem Auge klopfen. Dabei außen anfangen und nach innen zu den inneren Augenwinkeln an der Nase massieren. Dann wieder zurückklopfen. Übung viermal wiederholen. Die Abbildung zeigt den Ausgangspunkt.

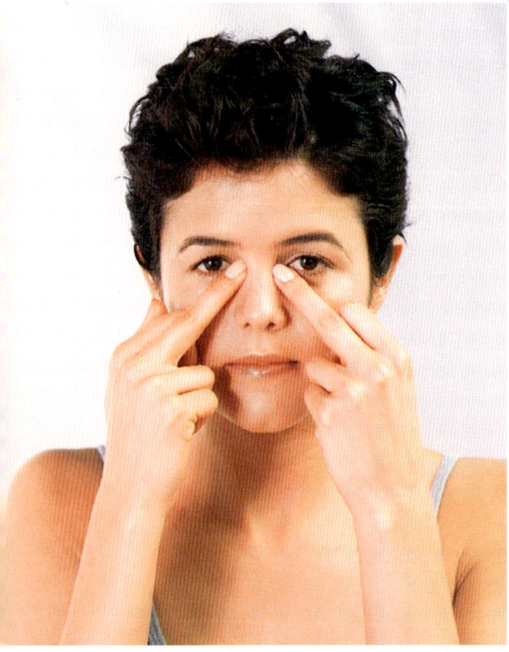

◁ 4b) Nieren anregen

Technik

Um den Pressurpunkt 4 zu massieren, sanft unter jedem Auge klopfen. Dabei immer außen anfangen und nach innen zu den inneren Augenwinkeln an der Nase massieren. Dann wieder zurückklopfen. Viermal wiederholen. Auf der Abbildung sehen Sie den Abschluss der Übung.

5) Gesunde Darmfunktion ▷

Eine träge Darmfunktion lässt unsere Haut stumpf und teigig aussehen. Eine gründliche Massage der entsprechenden Pressurpunkte regt die Darmfunktion an und reguliert sie. Der Zustand unseres Hautbildes verbessert sich zusehends.

Technik

Tasten Sie zunächst nach der Spitze des Wangenknochens. Üben Sie dort Druck aus. Massieren Sie so stark wie möglich langsam in nach oben und außen gehenden, kreisenden Bewegungen den gesamten Wangenknochen. Viermal wiederholen.

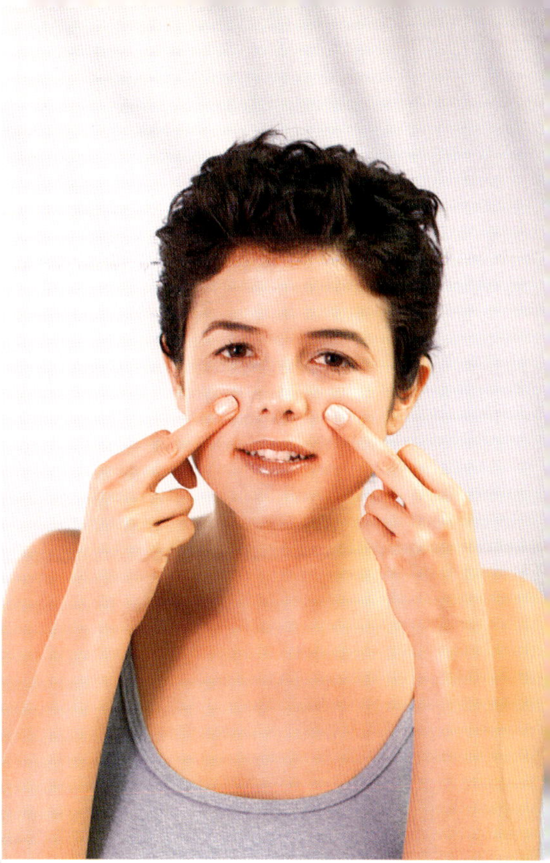

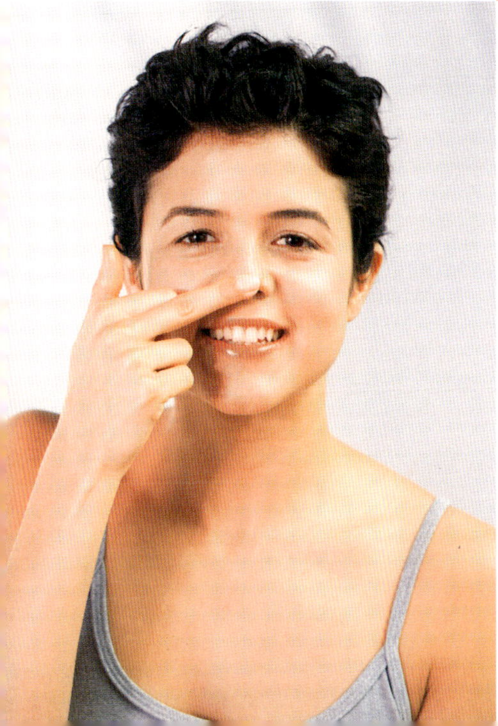

◁ 6) Magenprobleme

Wirkt fantastisch gegen Verdauungsprobleme. Eine starke Massage der Nasenspitze kommt hierbei einem Wunder gleich. Wieder einmal geht es hier darum, die vorhandenen Blockaden der Nervenenden zu lösen.

Technik

Übernehmen Sie die letzte Pressurstelle aus Schritt 5. Ihr Finger fährt ohne abzusetzen zur Nasenspitze. Pressen Sie immer, so stark Sie können, und umkreisen Sie die Stelle etwa 30 Sekunden lang.

10-Minuten-Massage nach Joseph Corvo

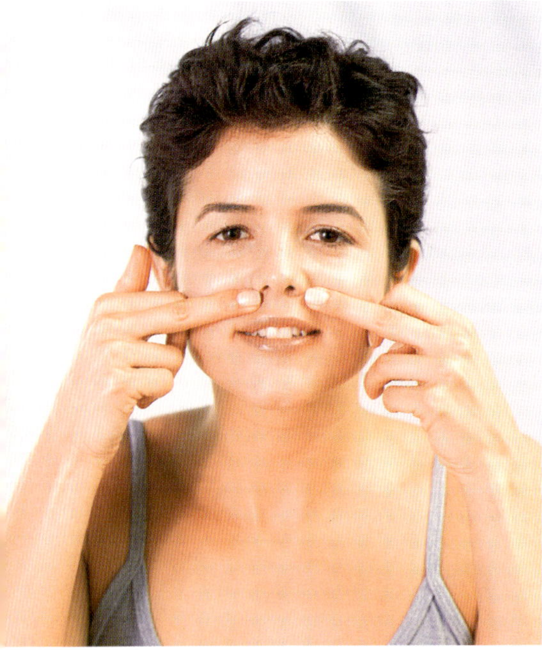

◁ 7) Milz

Eine der Hauptfunktionen der Milz ist das Entfernen abgestorbener Blutzellen. Eine gesunde Milz ist die Voraussetzung für einen gesunden Magen, sodass dieser Schritt nicht ausgelassen werden sollte.

Technik

Auf jeder Seite der Furche, die von der Nase hinunter zur Mitte der Oberlippe führt, stark pressen. Die Finger in Kreisen von etwa 1 cm Durchmesser bewegen. Pressen Sie so stark, dass Sie Ihr Zahnfleisch fühlen. Viermal wiederholen.

8) Bauchspeicheldrüse ▷

Unsere Bauchspeicheldrüse sondert Enzyme ab, die den Verdauungsprozess stark unterstützen. Funktioniert die Bauchspeicheldrüse nicht richtig, werden im Körper zu viele Basen produziert, sodass die Haut dramatisch leidet. Diesen Punkt zu massieren hilft Ihnen immer, Ihr Hautbild zu verbessern.

Technik

Zunächst von den Mundwinkeln der Unterlippe fest in kreisenden Bewegungen nach innen zur Mitte massieren. Von da aus wieder zurück. Pressen Sie so stark, dass Sie Ihr Zahnfleisch fühlen. Viermal wiederholen.

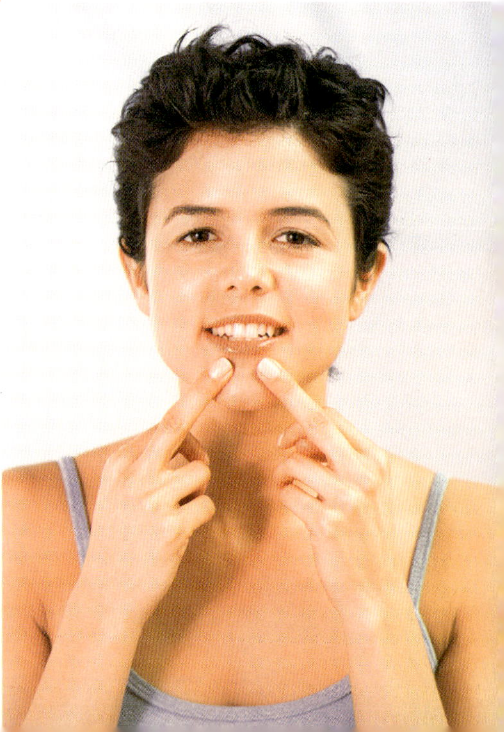

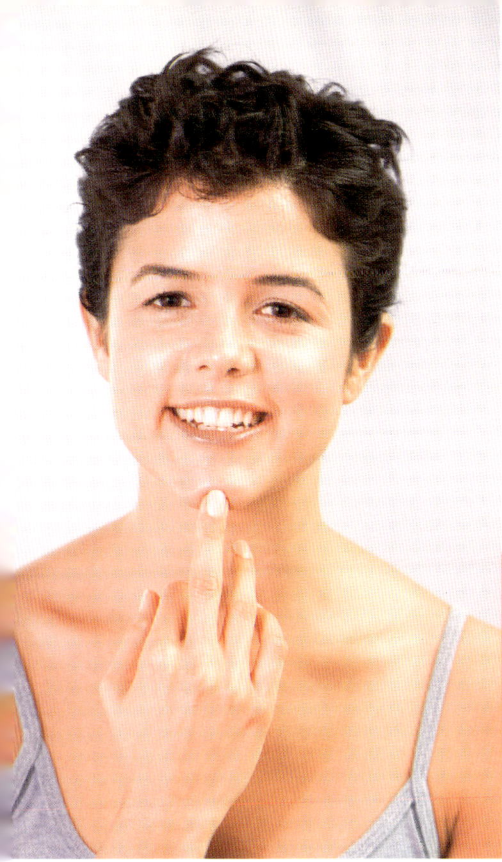

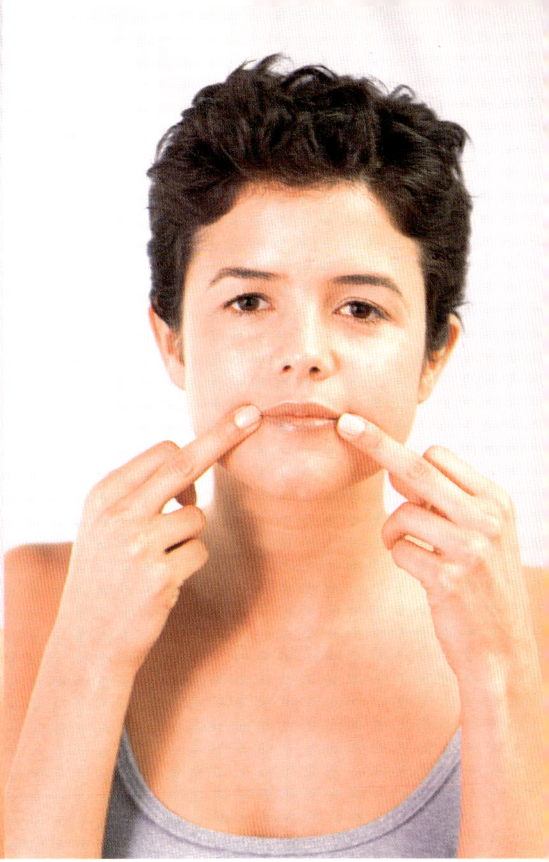

△ 9) Darm

Wenn Sie unter Verstopfung leiden, wissen Sie ja, wie schädlich das für den Körper ist. Man fühlt sich schlapp und müde. Große Mengen Gift reichern sich im Körper an, die Resultate sind matte Haut, glanzlose Augen und übler Mundgeruch. Wenn Sie diesen Punkt kraftvoll massieren, wird es Ihnen und Ihrem Teint bald viel besser gehen.

Technik

Suchen Sie nach der Kerbe in Ihrem Kinn und massieren Sie dort in kreisenden Bewegungen so stark wie möglich etwa 30 Sekunden lang.

△ 10) Lunge

Diese Stelle zu massieren verbessert merklich die Lungenfunktion. Die hohe Anfälligkeit für Infektionen wie Erkältungen oder entkräftende Prozesse wie Bronchitis oder Asthma aufgrund von Stress verringert sich. Eine erhöhte Sauerstoffzufuhr bewirkt eine bessere Durchblutung der Haut und gibt allgemein mehr Energie.

Technik

Suchen Sie nach den Muskeln, die längs am Mund vorbeilaufen. In kreisenden Bewegungen so stark wie möglich 30 Sekunden lang nach innen und außen bewegen.

10-Minuten-Massage nach Joseph Corvo

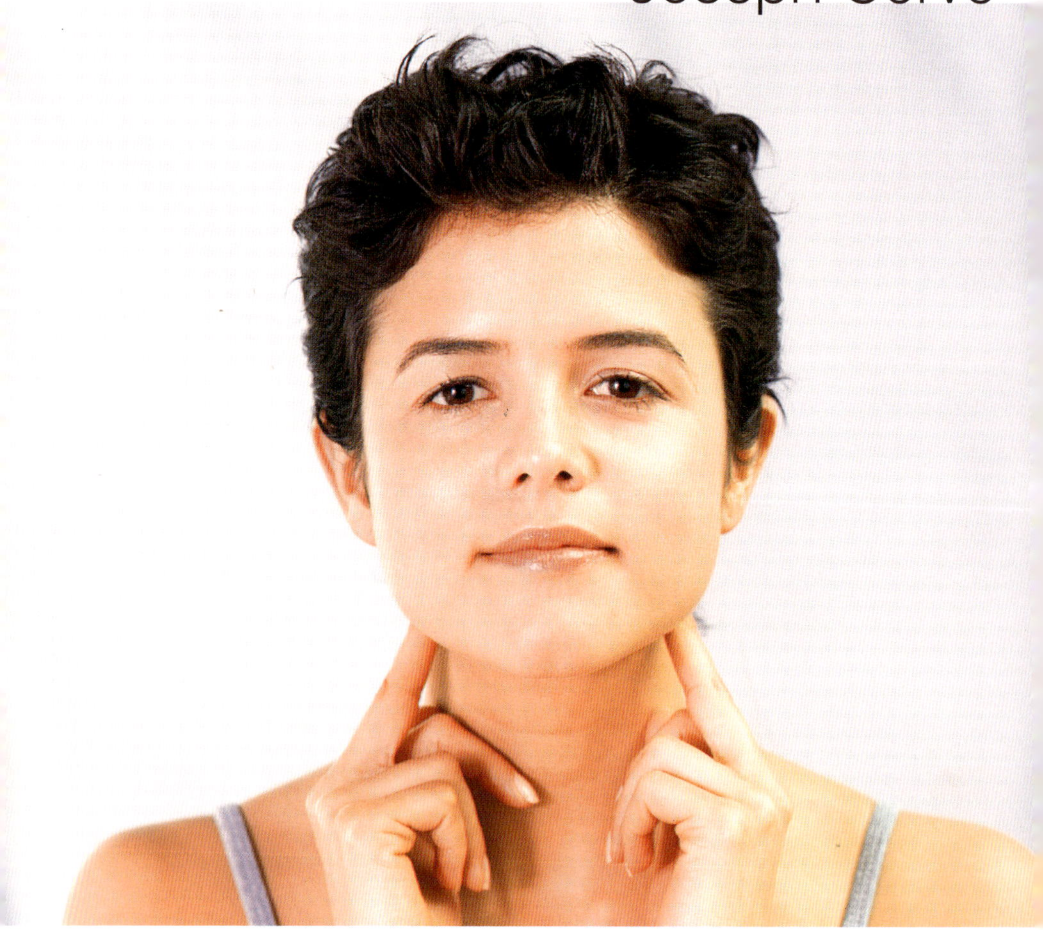

△ 11a) Sexuelles Verlangen

Damit es uns körperlich, emotional und psychisch richtig gut geht, müssen die Sexualdrüsen einwandfrei funktionieren. Störungen führen zu Impotenz sowie zu eingeschränktem sexuellen Verlangen. Funktionieren diese Drüsen hingegen gut (Eierstöcke bzw. Hoden), lassen sie unser Gesicht meist gesund und klar erstrahlen.

Technik

Von unterhalb der Ohren in einer druckvollen, kreisenden Bewegung entlang des Kieferknochens bis auf Höhe der Pupillen und wieder zurück massieren. Das Ganze viermal wiederholen. Die Abbildung zeigt die Ausgangsposition.

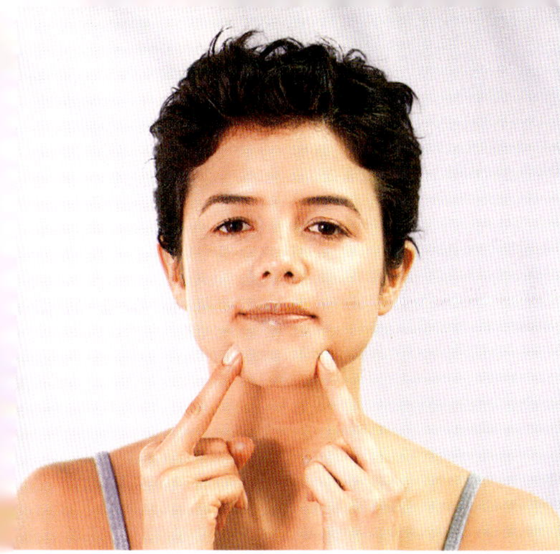

◁ 11b) Sexuelles Verlangen

Tcchnik

Von direkt unterhalb der Ohren aus in einer druckvollen, kreisenden Bewegung entlang des Kieferknochens bis auf Höhe der Pupillen und wieder zurück massieren. Diese Übung viermal wiederholen. Auf der Abbildung sehen Sie die Endposition.

12) Leber und Lymphsystem ▷

Die Leber reinigt das Blut. Eine träge Leber hat Auswirkungen auf den gesamten Körper, insbesondere auf die Gesichtshaut. Schlaff herunterhängende Haut und ein alt wirkendes Gesichts sind die Erkennungszeichen hierfür. Die Bewegungen regen auch das Lymphsystem an, das eine sehr wichtige Rolle für unsere Gesundheit und unser frisches Aussehen spielt.

Technik

Tasten Sie nach der Stelle, wo Wangen- und Kieferknochen aufeinander treffen. Dort so stark Sie können 30 Sekunden lang in Kreisen von 1 cm Durchmesser massieren.

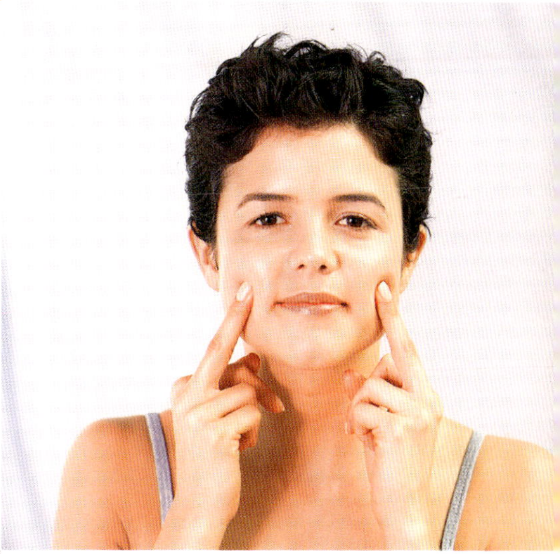

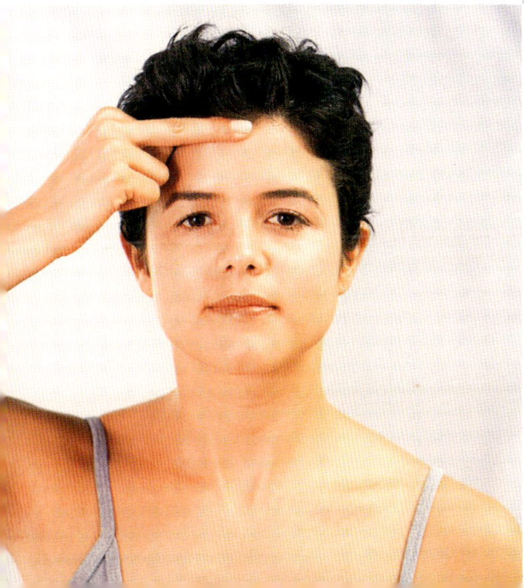

◁ 13) Sympathikusnerv

Diesen Punkt zu massieren stimuliert stets das gesamte Nervensystem. Das verschafft Ihnen Ruhe und Frieden. Wenn man sich wohl fühlt, zeigt sich das auch im Gesicht.

Technik

Massieren Sie so stark Sie können 30 Sekunden lang in Kreisen von 1 cm Durchmesser den zentralen Punkt Ihrer Stirn.

10-Minuten-Massage nach Joseph Corvo

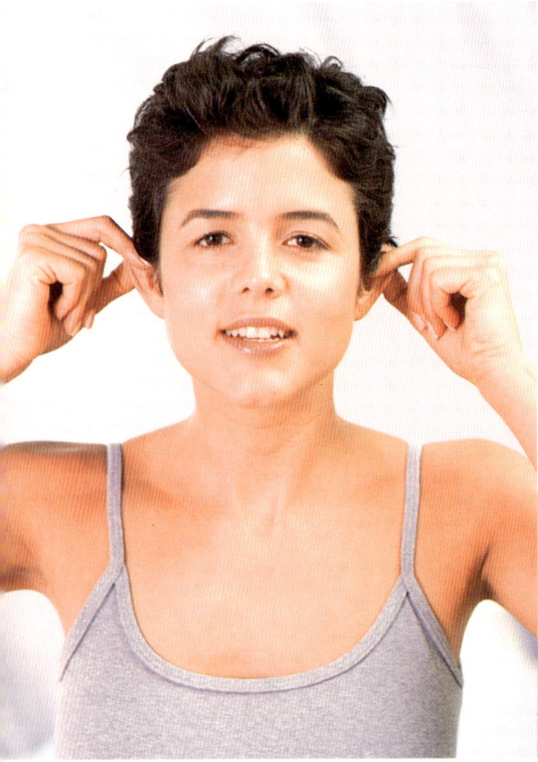

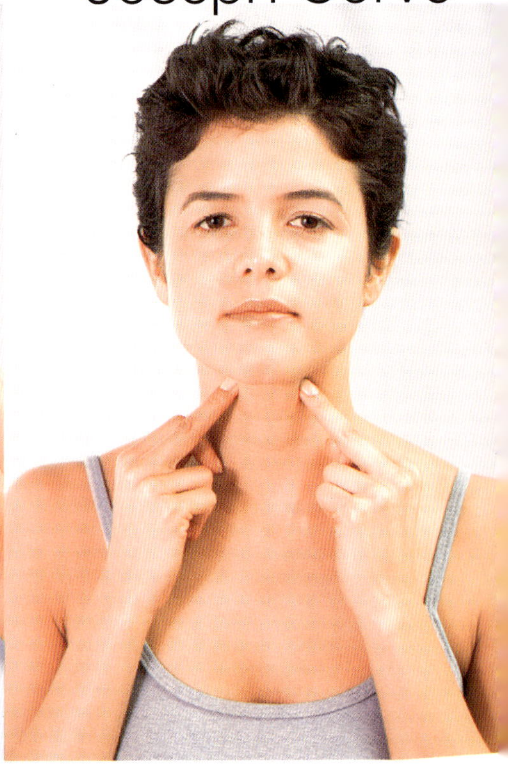

△ 14) Gesamten Körper beleben

Zum Abschluss stimulieren Sie den gesamten Körper, indem Sie Ihre Ohren umfassen. Wie die Füße besitzen auch die Ohren eine Menge meridianer Knotenpunkte, die sich auf jeweils unterschiedliche Bereiche und Funktionen unseres Körpers beziehen.

Technik

Massieren Sie im Wechsel beide Ohren. Nehmen Sie das Ohr zwischen Finger und Daumen. Fangen Sie oben an und massieren Sie hinunter, das Ganze viermal, mit möglichst viel Druck. Nach einigen Minuten wird sich Ihr ganzer Körper herrlich erfrischt fühlen, und Ihr Gesicht wird eine frische Hautfarbe aufweisen. Die Abbildung zeigt die Endposition.

△ 15) Schilddrüse

Die Schilddrüse liegt links und rechts der Luftröhre. Arbeitet sie nicht richtig, gerät der ganze Körper aus dem Gleichgewicht. Bei einer Unterfunktion sinkt der Puls, häufig treten Frieren und eine Gewichtszunahme auf. Der Butdruck ist niedrig, die Haut trocken. Weitere Auswirkungen sind ein schlechtes Gedächtnis und Menstruationsprobleme.

Technik

Sanft, aber stetig die Schilddrüsenpunkte massieren. Die Hände sanft links und rechts der Schilddrüsenpunkte anlegen. In sanften, kreisenden Bewegungen zur Mitte und nach oben streichen. Viermal wiederholen.

Abschluss

Trinken Sie nach jeder 10-Minuten-Behandlung ein Glas Wasser. Das hilft, die Gifte aus Haut und Gewebe zu spülen, die Sie dort freimassiert haben.

Wenn Sie die 10-Minuten-Gesichtsmassage zu Ihrem täglichen Ritual machen, werden Sie davon sehr profitieren. Regelmäßige Massagen der Pressurpunkte verschönern Ihr Gesicht und lassen es erstrahlen. Das Muskelgewebe und die Haut werden straffer, Ihr Gesicht wirkt natürlicher. Wahre Schönheit kommt von innen. Die, die diese Massage bei sich anwenden, werden feststellen, dass ihre neu gewonnene Energie ihren Kontakt und die Kommunikation mit anderen Menschen verbessern wird. Denn klare Gesichtszüge wecken Vertrauen und Verlangen. Sie sind ein Spiegel dessen, was man selbst gerne sein möchte.

Obwohl sich die Pressurpunkte alle am Kopf befinden, haben sie immer Auswirkungen auf den gesamten Körper. Neigen Sie z. B. zu Übergewicht, werden Sie feststellen, dass Sie um die Hüften, die Oberschenkel und am Bauch abnehmen. Reflexzonenmassage, also Fußmassage, wird immer beliebter, da man auch hier die Auswirkungen auf den Körper genau verfolgen kann. Kopf und Füße besitzen eine Menge Meridiane und Chakra-Energieknoten. Diese Punkte zu ertasten und sie dann zu massieren ist ganz einfach. Am Anfang können Sie hierzu einen Spiegel einsetzen.

Positive Affirmationen

Sobald es um die Ausgeglichenheit von Körper und Geist geht, sollten Sie mit positiven Gedanken an Ihre Massage herangehen. Um ihre Ziele zu erreichen, sollten Sie sich einen persönlichen Leitsatz überlegen, der ihr Ziel in positiver Weise bennent. Formulieren Sie Ihre persönliche Affirmation kurz und einprägsam. Sie könnten sich etwa sagen: „Mein Gesicht ist ein Sinnbild für Gesundheit und Schönheit" und „Meine Haut erstrahlt durch ein inneres Glühen."

Positive Energie durch Yoga/Tantra-Sankalpas (große Gedanken) schützt die Kraft des Geistes, dessen suggestive Macht Quell aller Selbstheilung und persönlichen Wachstums ist. Ich bin immer wieder fasziniert davon, wie Menschen ihre Gesundheit und ihren Lebensstil alleine aufgrund ihrer Gedanken völlig verändern können. Die 10-Minuten-Massage von Joseph Corvo kann ich jedem nur wärmstens ans Herz legen.

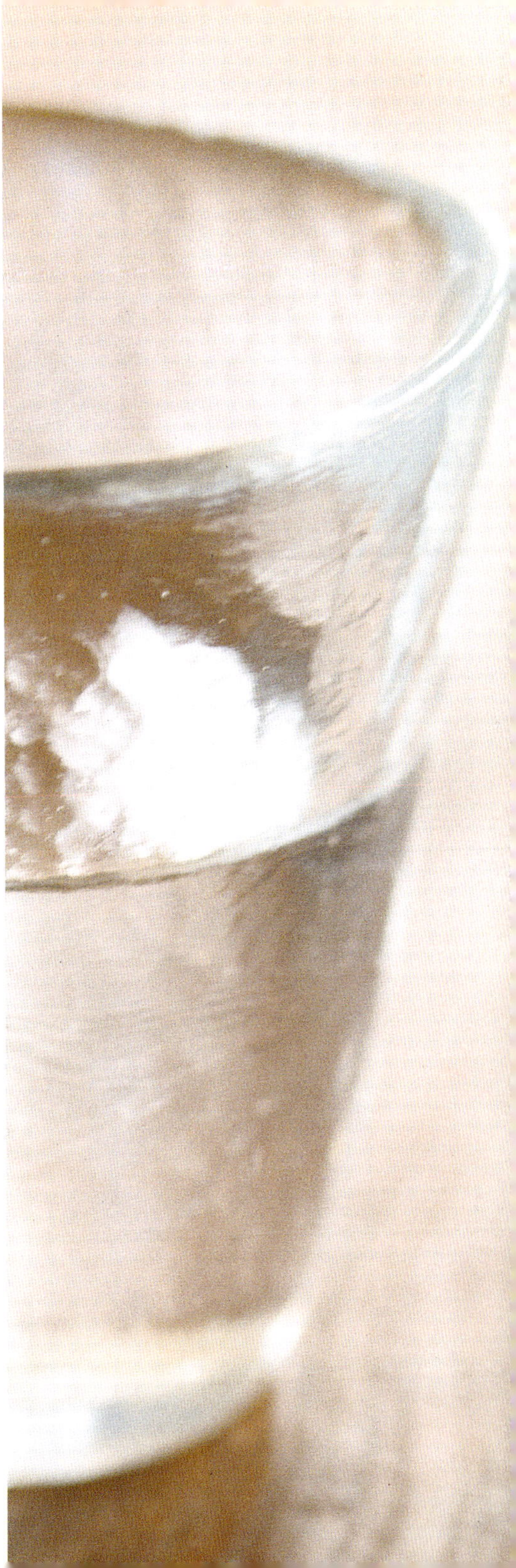

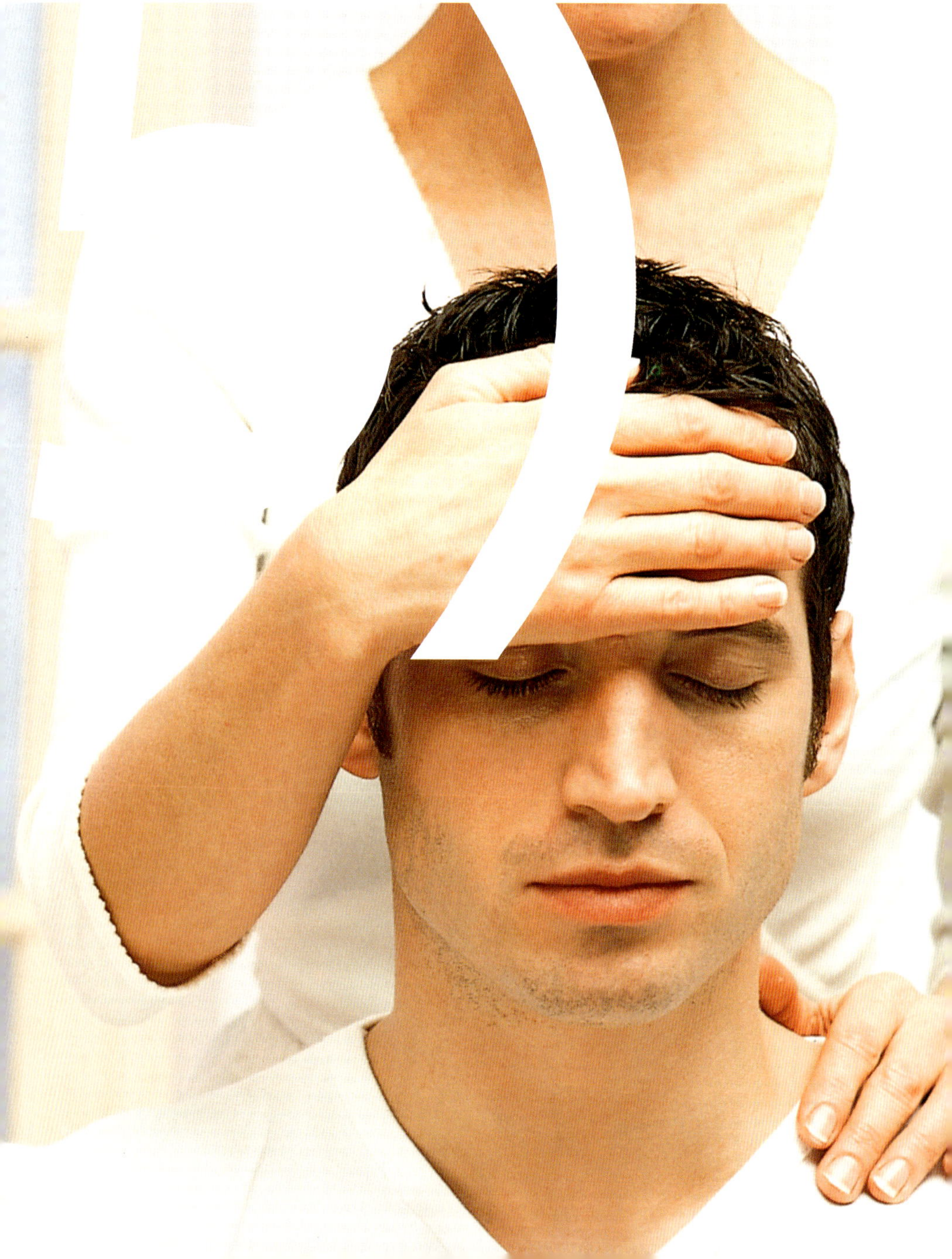

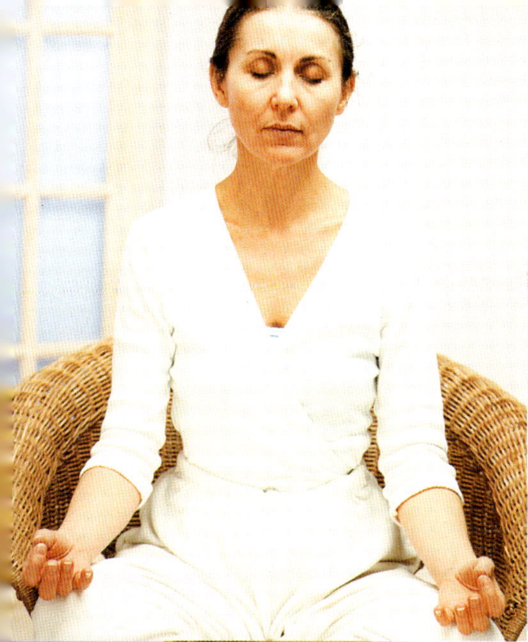

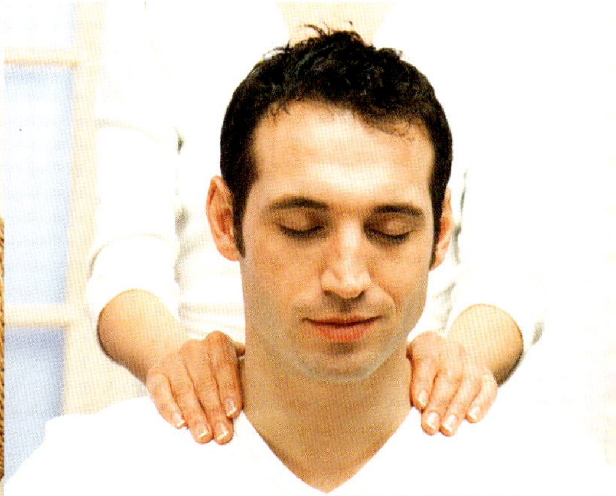

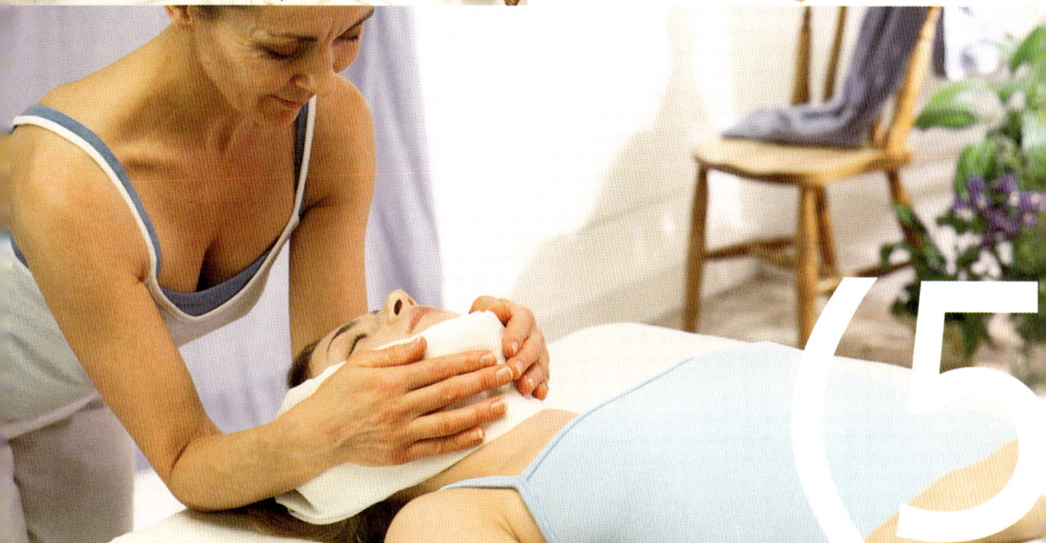

5

Die Heilkraft der Massage

Kopfwickel, Variante 1

Seinen Kopf auf ein Duftkissen zu legen hat einen beinahe hypnotischen Effekt. Auch das Geräusch der auf dem Stoff arbeitenden Hände beruhigt und besänftigt die Nerven. Ich nutze meist einen Leinen- oder Baumwollbezug. Starke Spannungskopfschmerzen, Depressionen und Ängste können so gelindert oder vorbeugend behandelt werden. Weiterhin ist diese Behandlung schonender für einen Kranken als eine Massage, die immer noch zu einem späteren Zeitpunkt vorgenommen werden kann.

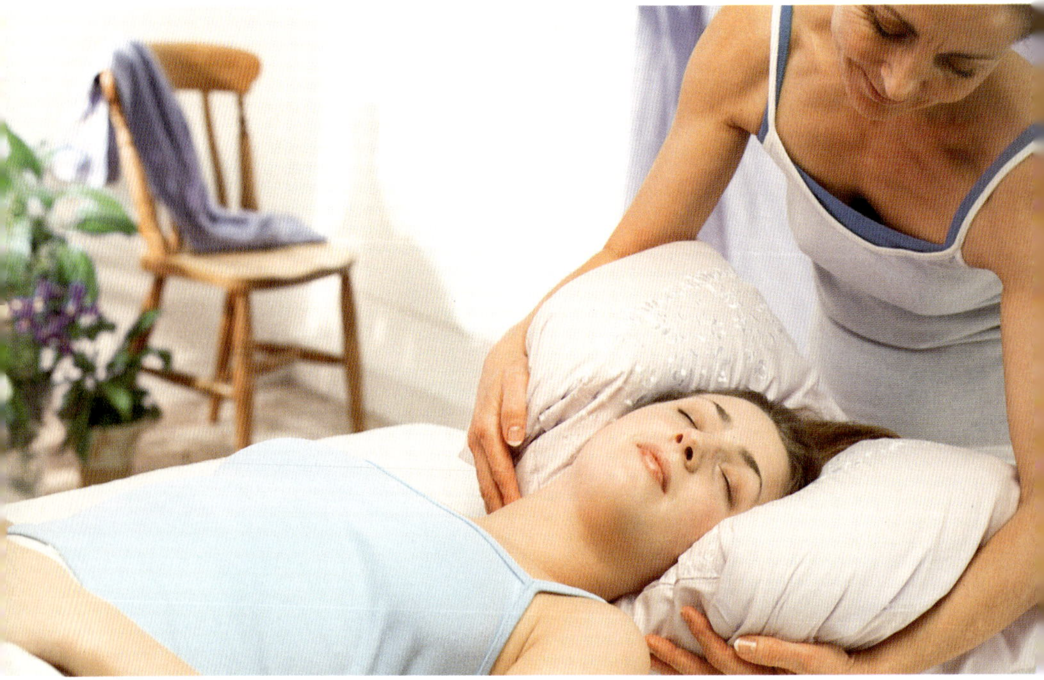

△ 1) Kopfkissen benutzen

Bei den Methoden 2 und 3 benötigen Sie ein langes Stück Stoff. Es sollte etwa so lang wie Ihr Arm sein. Legen Sie es auf die Massagebank. Darüber legen Sie ein Betttuch, das an den Seiten hochgeschlagen ist. Darauf legen Sie ein Kissen. Die Stoffe können Sie leicht mit Rosen-, Lavendel- oder Orangenduft einsprühen.

Die Partnerin liegt mit dem Kopf auf dem Kissen. Ihr Haar ist aus dem Nacken gestrichen. Legen Sie Ihre Hände unter das Kissen und wiegen Sie ihren Kopf. Pressen Sie immer von den Außenseiten des Gesichts nach innen. Den Druck zwei bis drei Atemzüge lang halten.

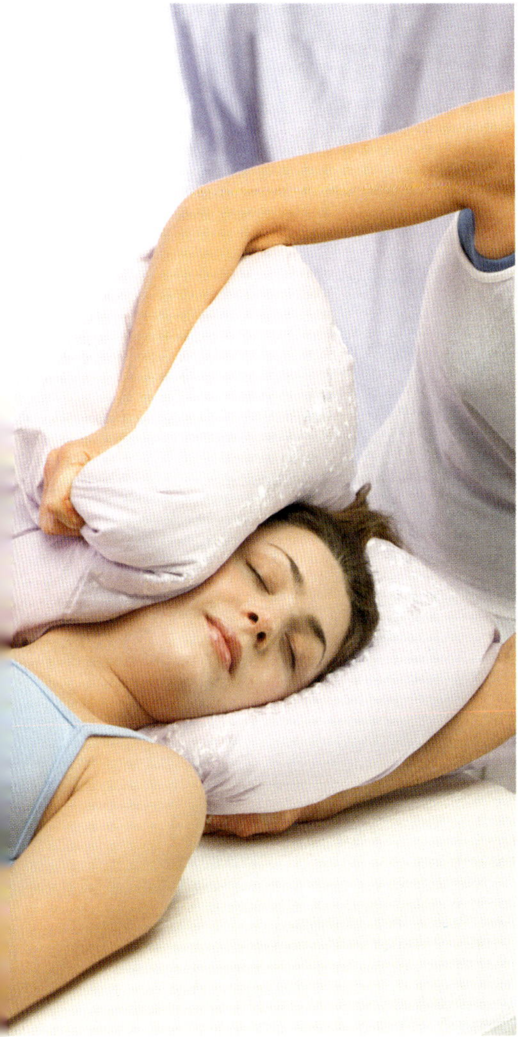

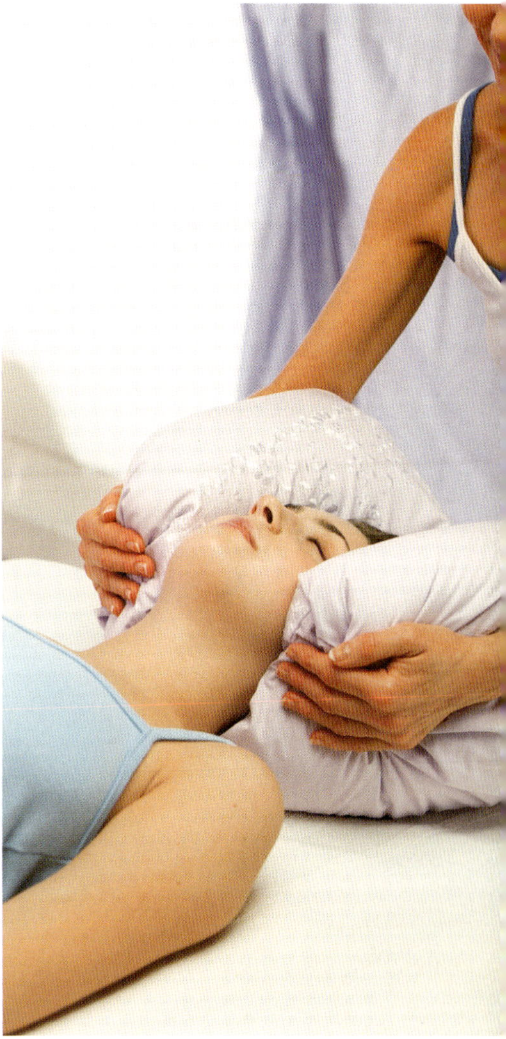

△ 2) Drehen

Das Kissen stützt den Nacken die Partnerin. Drehen Sie ihren Kopf nach rechts, dann richten Sie ihn wieder gerade und rollen ihn anschließend nach links. Die Übung zwei- bis dreimal wiederholen, um den Nacken zu entspannen.

Achtung: Scheitel und Wirbelsäule müssen eine Linie bilden, auch und vor allem während Sie den Kopf der Partnerin drehen.

△ 3) Wegziehen

Den Kopf der Partnerin gerade richten. Langsam das Kissen unter ihrem Kopf wegziehen, dabei leicht am unteren Nacken ziehen. Für die nächste Übung platzieren Sie ein zusammengefaltetes Stück Baumwolle unter ihren Nacken.

Kopfwickel, Variante 2

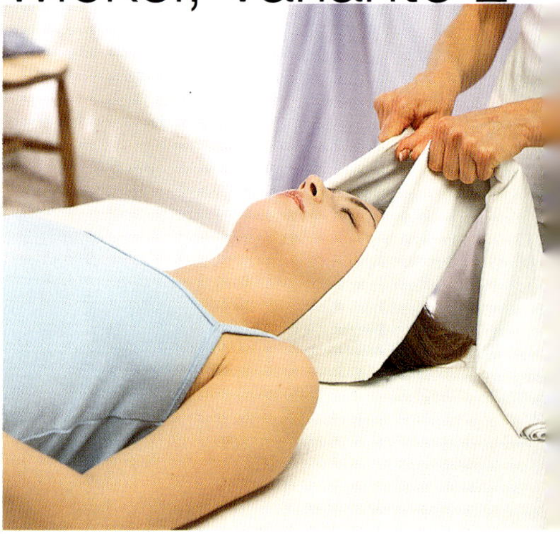

1) Am Kopf ziehen ▷

Das Stoffstück sanft in Ihre Richtung ziehen. Den unteren Nacken der Partnerin dehnen, die Ohren und Außenseiten des Gesichts mit dem Stoffstück locker einwickeln. Etwa zwei bis drei Atemzüge halten. Dabei soll die Partnerin sich völlig entspannen und loslassen.

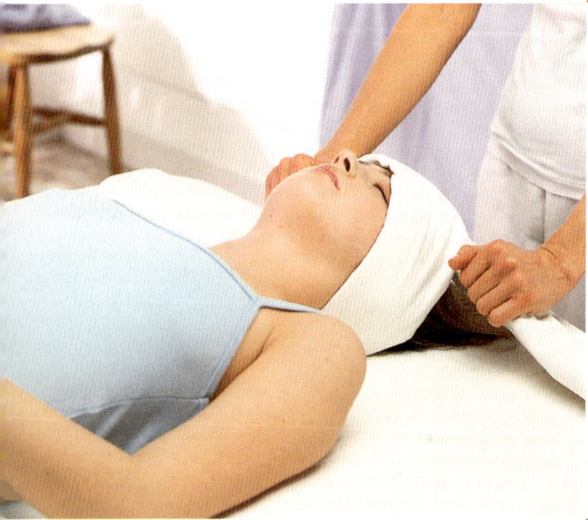

◁ 2) Überkreuzen

Die beiden Enden des Stoffstücks werden über der Stirn der Partnerin gekreuzt. Legen Sie Ihre Hände unter ihren unteren Schädel und streichen Sie sanft auf dem Stoff in einem langen Zug über Ohren und Schläfen. Zwei- bis dreimal wiederholen. Stoff von der Stirn nehmen und auch unter dem Kopf entfernen, aber an den Außenseiten des Gesichts belassen.

3) Kopf pressen ▷

Das Stoffstück wird auf den Scheitel gelegt und dann um Gesicht, Schultern und Arme herum. Pressen Sie mit Ihren Handinnenflächen auf den Scheitel und streichen Sie von da aus auf der gesamten Länge des Stoffes herunter bis zu den Armen. Dreimal wiederholen.

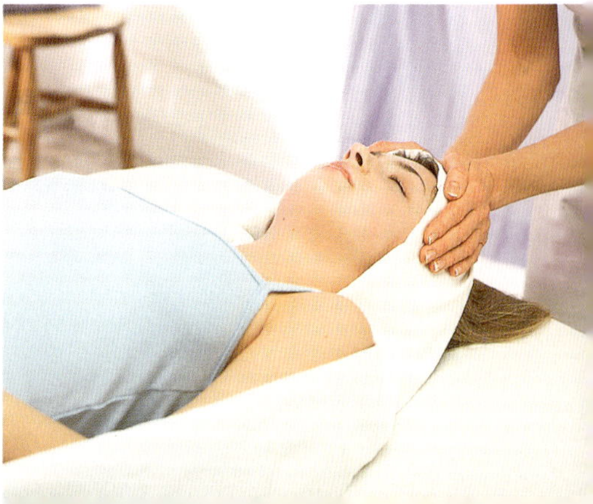

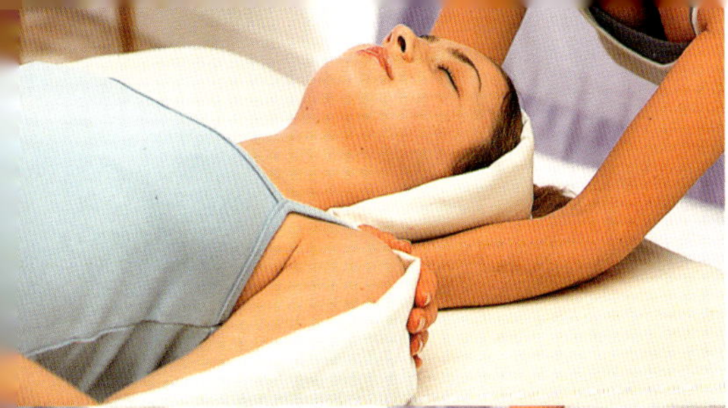

◁ 4) Schultern drücken

Pressen Sie mit Ihren Handflächen auf die Schultern der Partnerin, in Richtung ihrer Füße. Zwei bis drei Atemzüge lang halten, den Druck etwas mildern. und die Übung dreimal wiederholen.

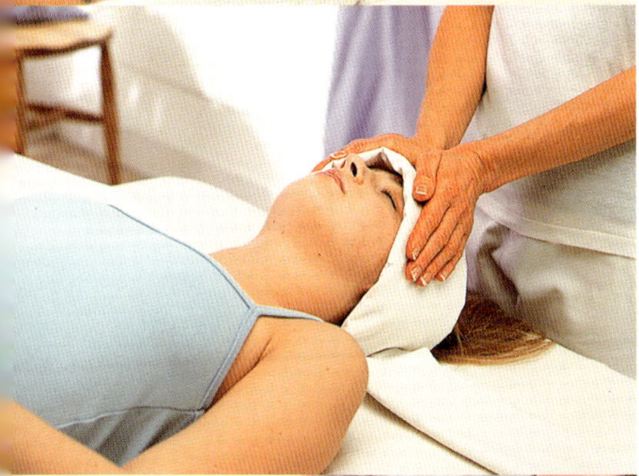

◁ 5) Stirn pressen

Das Stoffstück auf die Augenbrauen legen und um die Schläfen wickeln. Zunächst sanft ausstreichen. Legen Sie Ihre Handflächen auf ihre Stirn und streichen Sie immer von der Stirnmitte mit beiden Händen nach außen aus. Streichen Sie über die Schläfen zu den Außenseiten des Gesichts. Leicht kneifen. 2–3 Sekunden halten. Dreimal wiederholen. Zum Abschluss über den gesamten Stoff nach außen zu streichen.

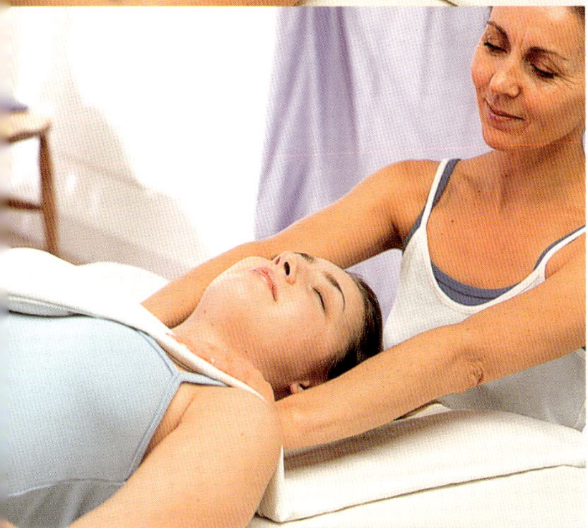

◁ 6) Schultermuskeln drücken

Die Mitte des Stoffstücks auf die Mitte des Brustbeins legen. Sanft eine Schulter nach der anderen gründlich ausstreichen. Drücken Sie die Schultermuskeln der Partnerin hinunter in Richtung ihrer Füße. Dann den Druck etwas mildern und dreimal wiederholen.

Zum Schluss Stoff in der Mitte hochziehen und sanft auf das Gesicht legen. Beide Außenseiten des Gesichts sanft ausstreichen.

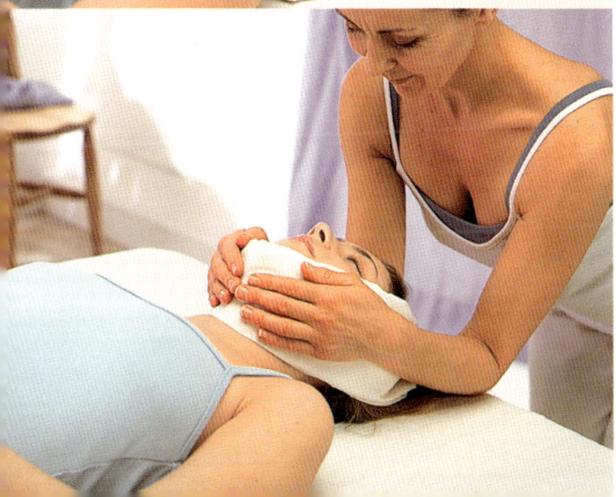

◁ 7) Kinn und Kieferpartie sanft ausstreichen

Das Kinn und die Außenseiten des Gesichts mit dem Stoff umwickeln. Wiegen Sie mit Ihren Händen Kinn und Kieferpartie. Sanft auf dem Stoff über die Schläfen pressen. Einige Sekunden halten, dann dreimal wiederholen.

Kopfwickel, Variante 3

Der Stoff für diese Variante des Kopfwickels kann in Farbe und Duftnote variieren. Was die Farbe anbelangt, so gibt es keine festen Regeln, da jeder Meridian wahrscheinlich für seine Balance eine eigene Nuance benötigt. Grob kann man festlegen: Pink beruhigt, Blau kühlt ab, Rot und Orange regen an und schenken Energie, Gelb erfrischt geistig und regt an, Grüntöne stärken, Lavendel und Lila heilen und Weiß reinigt.

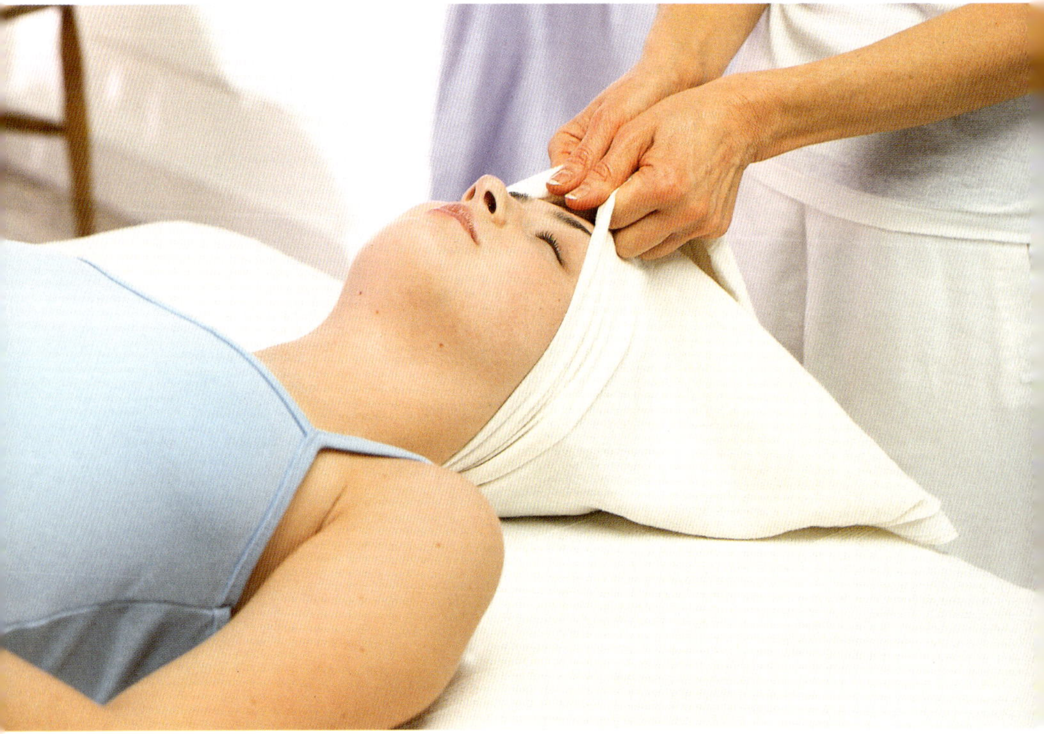

△ 1) Am Kopf ziehen

Wickeln Sie den Stoff um den unteren Schädel und dehnen Sie damit den Kopf und den Nacken der Partnerin. Zwei bis drei Atemzüge lang halten, dann den Druck etwas mildern und dreimal wiederholen.

Variation *Fassen Sie die Enden des Stoffes etwa eine Handlänge vom Kopf der Partnerin entfernt an.*

2) Einknoten ▷

Wickeln Sie den Stoff sanft um den Kopf der Partnerin und verknoten Sie ihn. Ziehen Sie dabei leicht am Haar der Partnerin. Trägt sie ihr Haar lang, wickeln Sie es in den Stoff. Sie müssen ganz nah am Stoff stehen, um ihn auf einer Linie mit Ihrem Körper zu halten. Ihre Hände gleiten am Hinterkopf der Partnerin hinunter und streichen hoch über Ohren und Schläfen. Dreimal wiederholen.

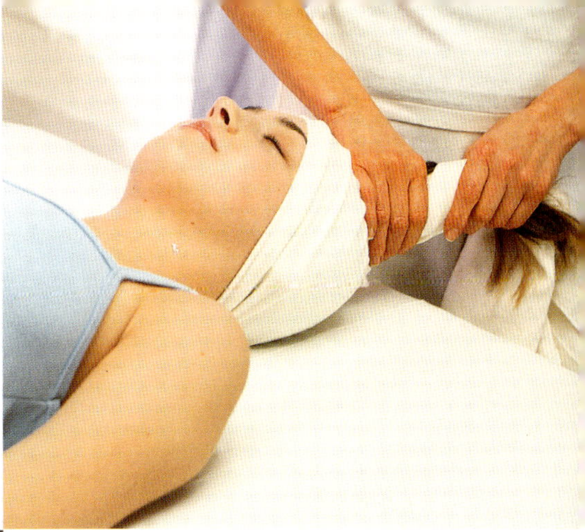

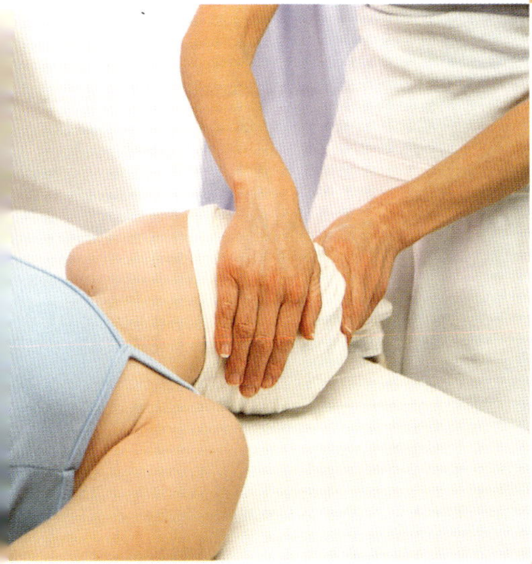

◁ 3) Den Hinterkopf sanft ausstreichen

Den Kopf der Partnerin auf eine Seite legen, sodass er auf dem zusammengeknoteten Stoffstück ruht. Kopf und Ohren dreimal ausstreichen. Den Kopf wieder gerade richten, dabei immer den Stoff festhalten. Kopf auf die andere Seite legen. Das Ganze auf dieser Seite dreimal wiederholen.

4) Einwickeln ▷

Entfernen Sie das Tuch. Wickeln Sie das obere Ende über die Stirn. Dann wickeln Sie mit den Seiten des Stoffes die Schultern und Arme der Partnerin ein. Lassen Sie nun die Partnerin ein wenig liegen, gönnen Sie ihr ein wenig Ruhe und Entspannung.

Zum Abschluss der Behandlung entweder einen kleinen Heilkristall oder eine Blüte auf das Dritte Auge der Partnerin legen.

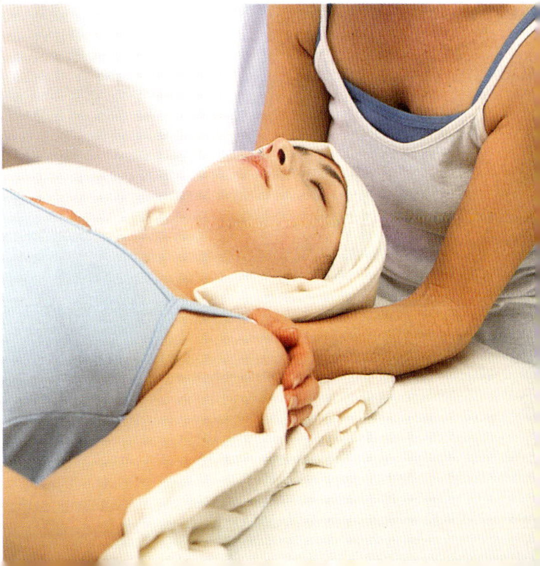

Fortgeschrittene Massage: Öle zubereiten

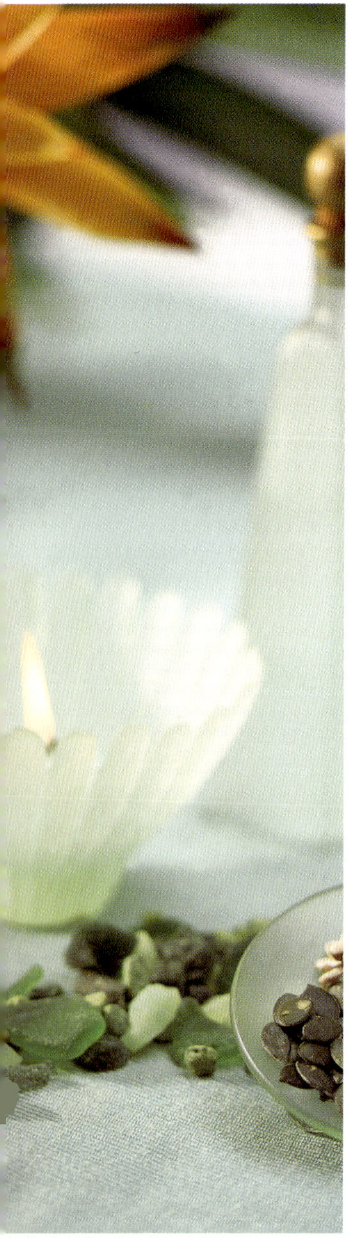

Öle gehören zu den besten Nährstoffquellen für unsere Haut. Sie enthalten Proteine, Kohlenhydrate und weitere essentielle Stoffe, die von den Öffnungen der Haarfollikel absorbiert werden. Der Effekt ist sehr stark, da die Follikel mit den Nervenenden verbunden sind. Öl besitzt eine Fülle an außerordentlich hilfreichen Eigenschaften, vor allem verhindert es das Austrocknen der Haut. Es macht unsere Haut sehr geschmeidig und hält sogar den Alterungsprozess auf. Wärme wird im ganzen Körper gleichmäßig verteilt.

Basis- bzw. Trägeröle

Wir kennen es aus der Küche: Die besten Basis- bzw. Trägeröle sind kaltgepresst – ein bestimmter Produktionsprozess, der viele der ursprünglichen Spurenelemente und speziellen Eigenschaften des Öls erhält. Für den Einsatz in der Massage sollten Öle nicht wärmebehandelt und frei von chemischen Zusätzen sein. Ich benutze meist Kokos- oder Olivenöl, bzw. Jasmin- oder Pfirsichkernöl, um Haare zu ölen. Bei der Körperbehandlung setze ich die leichteren und unparfümierten Sorten wie Färberdistel-, Traubenkern-, Sesam- oder Mandelöl ein.

Vorbereitungen auf Ayurveda

Ayurvedische Ansätze benutzen oft exotische Mixturen wie Senföl, das gegen Schmerzen, Schwellungen und auch Wunden hilft. Sandelholzöl wirkt gegen Impotenz, Kopfschmerzen und Schlaflosigkeit. Bhringaraj-Öl hilft bei Schuppen und trockener Kopfhaut. Brahmi-Amla-Öl ist eine wunderbare Haaröl-Mixtur, die das Gedächtnis stärkt, Schlaflosigkeit bekämpft und bei Verstopfungen der Nebenhöhlen hilft. Koriander-Öl wirkt sehr gut gegen Schweißausbrüche. Mittlerweile sind diese Öle häufiger in Drogerien und Reformhäusern.

Der aromatherapeutische Ansatz

Es gibt bei Trägerölen und deren Gegenstücken, den ätherischen Ölen, viele Kombinationen. Viele werden genutzt, um bestimmte Probleme an Haut, Haar und Körper zu behandeln. Um eine Aromatherapie richtig zu betreiben, bedarf es eingehender Kenntnisse und viel Übung. Ohne Vorkenntnisse bitte nie eine Aromatherapie anwenden! Abgesehen von einigen Ausnahmen wie Lavendel oder Teebaum werden ätherische Öle nie direkt auf die Haut aufgetragen, sondern zunächst mit den Trägerölen vermischt. Diese sorgen übrigens auch dafür, dass der Masseur mit seinen Händen über die Haut des Partners gleiten kann.

Ätherische Öle entfalten ihre spezielle Wirkung aber auch außerhalb der Massage: Ich verwende sie bereits bei den Vorbereitungen für eine Behandlung. Dann erhitze ich sie in einer Duftlampe, um mich auf eine Massage einzustimmen. Alternativ kann man die Öle auch auf die Unterlage sprühen, die man für die Massage benutzt. Denn auch von dort aus wecken sie unseren ältesten Sinn: den Geruchsinn. Meist genügt hierzu auch schon eine ganz frisch geschälte Orange.

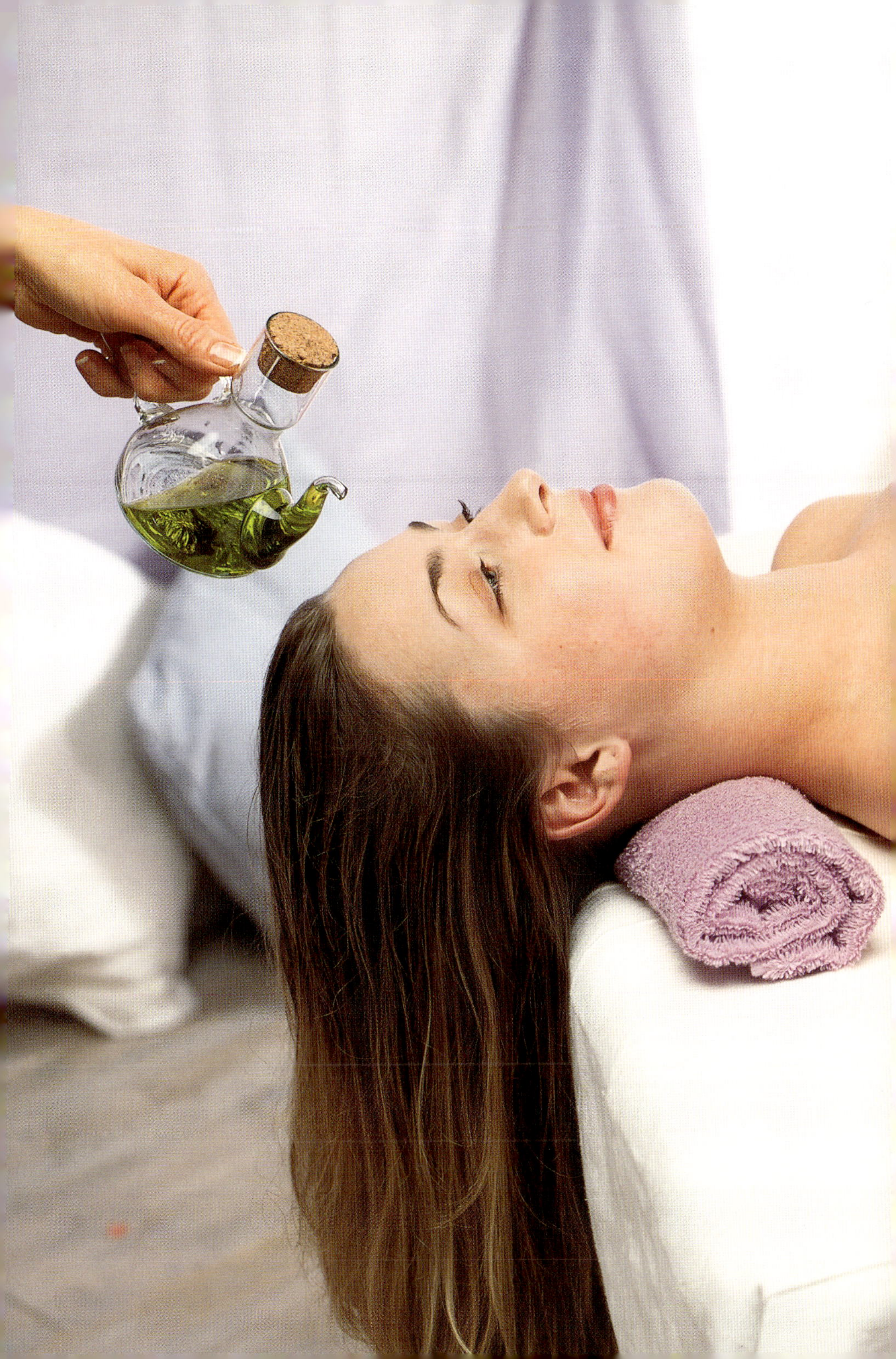

Den Kopf ölen

Eine klassische Methode der Antike. Verwenden Sie entweder kalt gepresstes, natives Öl oder ein Duftöl Ihrer Wahl. Das Öl kann erwärmt oder bei Zimmertemperatur benutzt werden.

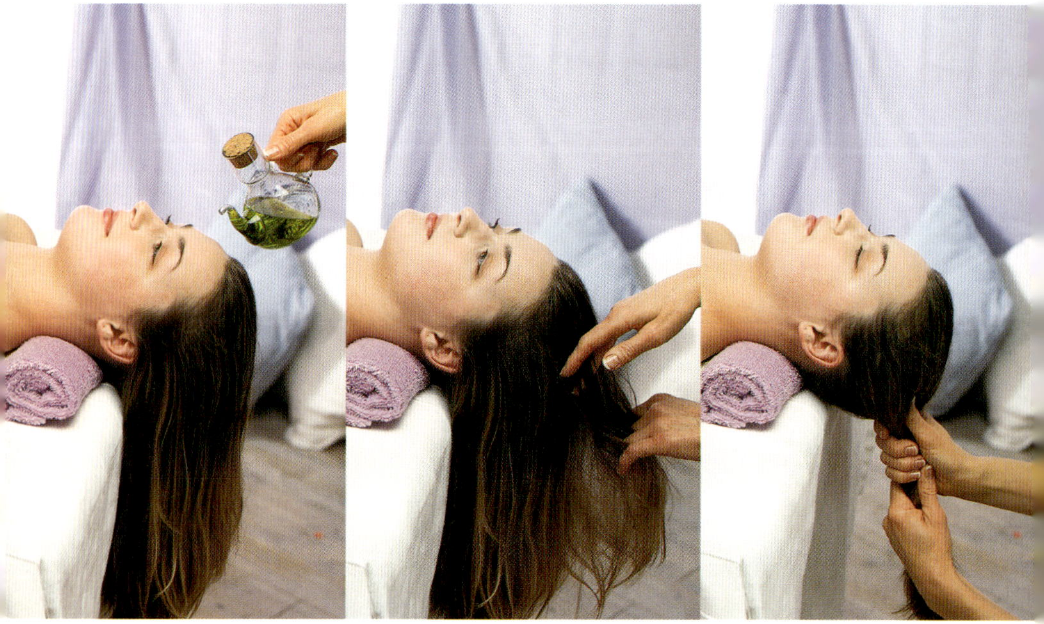

△ 1) Die Partnerin hat ihren Kopf zurückgelehnt. Träufeln Sie langsam das Öl vorsichtig auf ihr Drittes Auge. Verteilen Sie das Öl dann in ihrem Haar. Eventuell heruntertropfende Ölreste werden in einer Schale auf dem Boden aufgefangen.

△ 2) Ist das Öl gut verteilt, streichen Sie mit Ihren Fingern durch ihr Haar. Streichen Sie dabei nach außen, also von der Kopfhaut weg. Lange Haare zusammenknoten, um überschüssiges Öl auszuwringen.

△ 3) Wickeln Sie das Haar in ein angewärmtes Handtuch oder in Aluminiumfolie. Einige Stunden einwirken lassen, damit die Öle möglichst tief in die Kopfhaut einziehen können. Gründlich auswaschen und eine Pflegepackung auftragen.

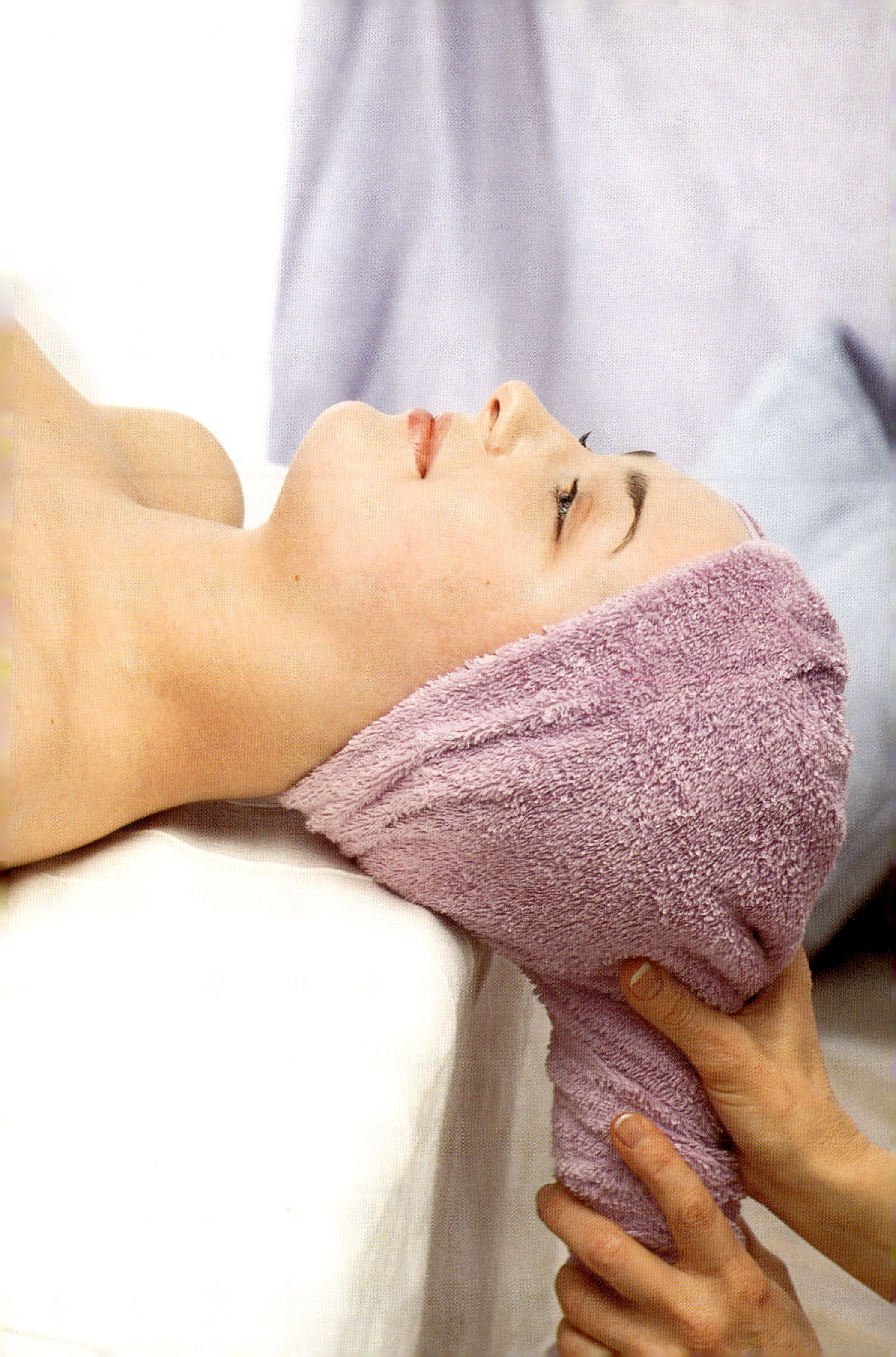

Ayurveda-Massage: den Kopf ölen

Nehmen Sie ein Öl Ihrer Wahl und ölen Sie damit zunächst die drei wichtigen Punkte – Fontanelle, Scheitelpunkt und Höhle am unteren Hinterkopf– ein. Danach verteilen Sie das Öl auf der gesamten Kopfhaut.

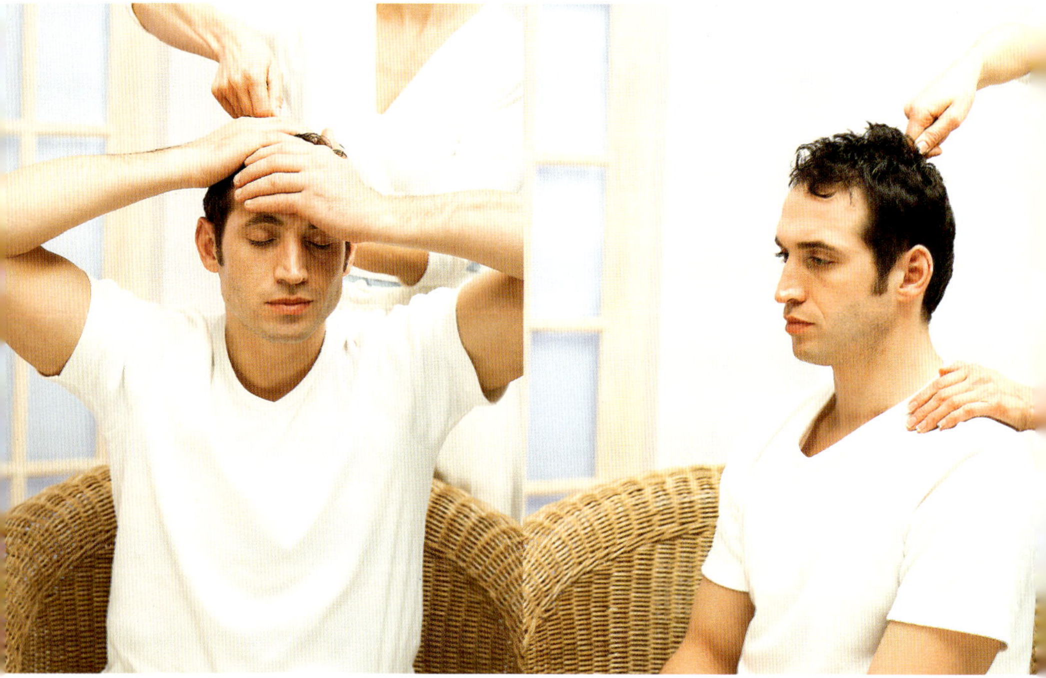

△ 1) Fontanelle finden

Der Partner tastet seinen Kopf ab, um die exakte Stelle zu bestimmen, die Sie als ersten Ölpunkt suchen – die vordere oder frontale Fontanelle (*Brahmand*). Dazu legt der Partner den kleinen Finger zwischen die Augenbrauen (Drittes Auge). Acht Finger breit davon entfernt liegt die Fontanelle im Zentrum der vorderen Schädeldecke. Die Fontanelle ist eine der 10 „Tore" des Körpers. Bei Babys ist sie als „weiche Stelle" bekannt, die das Schädelwachstum ermöglicht. Reiben Sie das Öl an der Fontanelle in die Haarwurzeln ein und ölen Sie dann gleichmäßig und gründlich die ganze Umgebung.

△ 2) Scheitelpunkt finden

Zwölf Finger breit vom Zentrum zwischen den Augenbrauen entfernt liegt der Scheitelpunkt oder das *Mardhi Marma*, deutlich erkennbar am Haarwirbel direkt auf ihm. Dies ist der Endpunkt für *Sushumna Nadi*, den wichtigsten der feinen Energiekanäle. Traditionell wird der Scheitelpunkt bei den Hindus nicht rasiert, sondern ist durch eine Haarlocke, die *Shikha*, hervorgehoben. Wenn Sie den Scheitelpunkt einölen, drehen Sie dort das Haar im Uhrzeigersinn und knoten Sie es leicht zusammen. Das Öl immer gründlich mit den Fingern in Richtung der Schläfen verteilen.

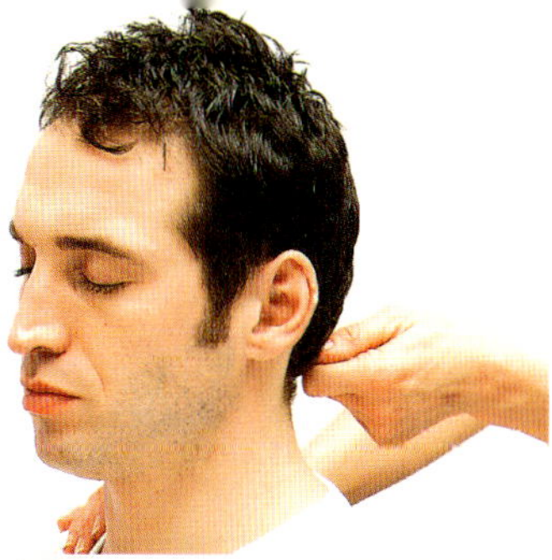

◁ 3) Höhle ölen

Das Öl auf den dritten Ölpunkt, die Höhle, auftragen. Die Höhle ist genau da, wo der Hinterkopf auf den Nacken trifft. Diese Stelle sehr gleichmäßig einölen.

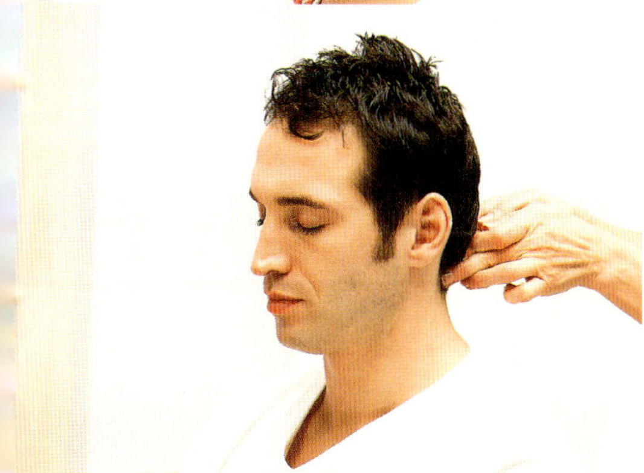

◁ 4) Krikatika Marmas

Sind alle drei Ölpunkte bestimmt, das *Krikatika Marmas* links und rechts des tastbaren Rückenwirbels ertasten. Hier mit kreisenden Bewegungen der Finger massieren.

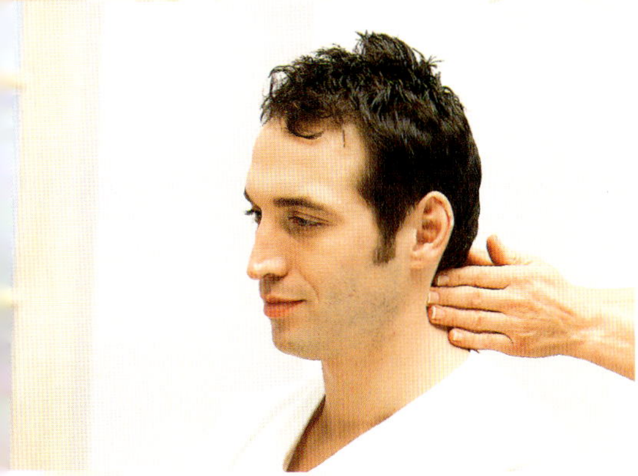

◁ 5) Siramatrika Marmas

Nach Bedarf mehr Öl nehmen. Tasten Sie nach den beiden *Siramatrika Marmas* links und rechts des Nackens, etwas unterhalb des Hinterkopfes (der Knochen auf der Schädelrückseite). Immer in kreisenden Bewegungen massieren. Entspannt und entgiftet.

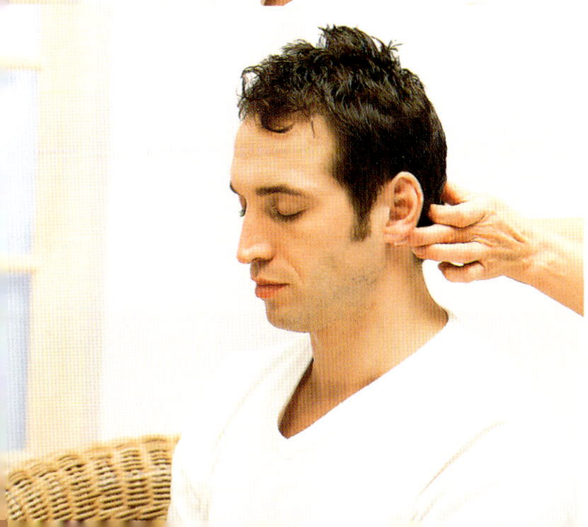

◁ 6) Viduram marmas

Die *Viduram Marmas* liegen in einer Einbuchtung hinter dem Ohr. Dort in kreisenden Bewegungen massieren, auf dem Schädel und um das Ohr herum fortfahren, bis Sie an den Schläfen angelangt sind.

Schritte 4, 5 und 6 in dieser oder einer anderen Reihenfolge einmal wiederholen.

Ayurveda-Massage

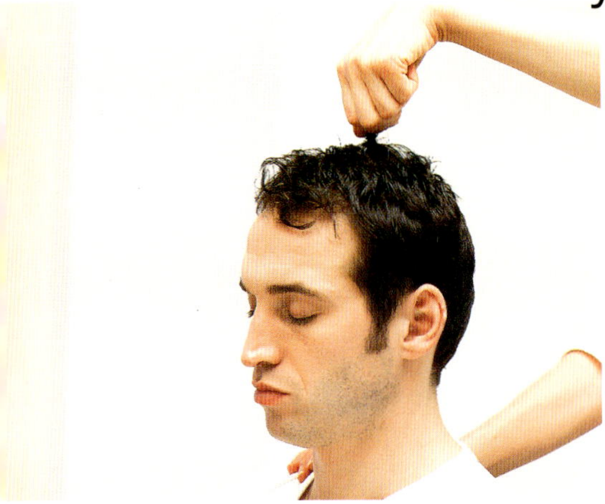

◁ 7) Fontanelle: reiben, drehen, ziehen

Nahe den Ohren und den Schläfen reiben, dann nach oben zum Scheitel fortsetzen. Dort an der Fontanelle *(Brahmand)* ein wenig Haar in die Finger nehmen. Das Haar mit sanftem Druck im Uhrzeigersinn reiben, drehen und nach oben ziehen. Loslassen und die Übung zehnmal wiederholen.

8) Scheitelpunkt: reiben, drehen, ziehen ▷

Kehren Sie zum Scheitelpunkt oder zum *Mardhi Marma* zurück. Nehmen Sie dort ein wenig Haar in die Hand. Das Haar immer mit sanftem Druck im Uhrzeigersinn reiben, dann drehen und nach oben ziehen. Loslassen und die Übung zehnmal wiederholen.

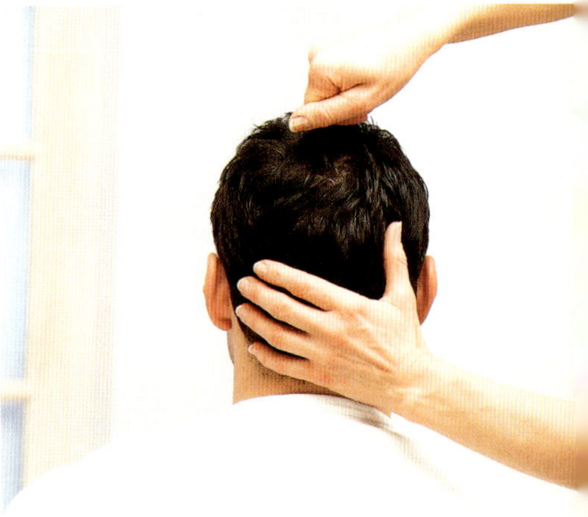

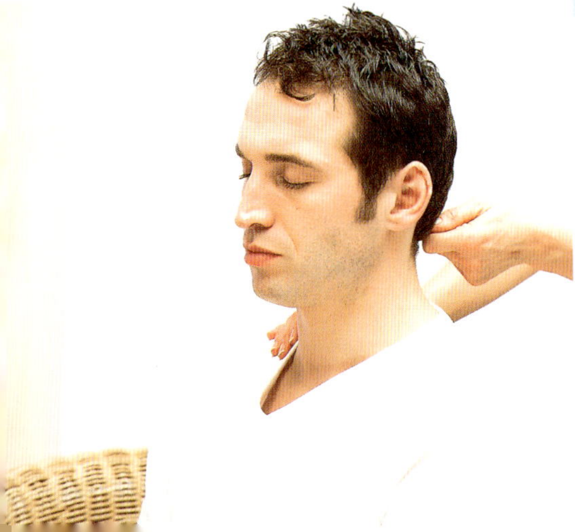

◁ 9) Höhle: reiben, drehen, ziehen

Nehmen Sie ein wenig Haar an der Höhle am unteren Schädel in die Hand. Das Haar mit sanftem Druck im Uhrzeigersinn reiben, dann drehen und nach oben ziehen. Loslassen und die Übung zehnmal wiederholen.

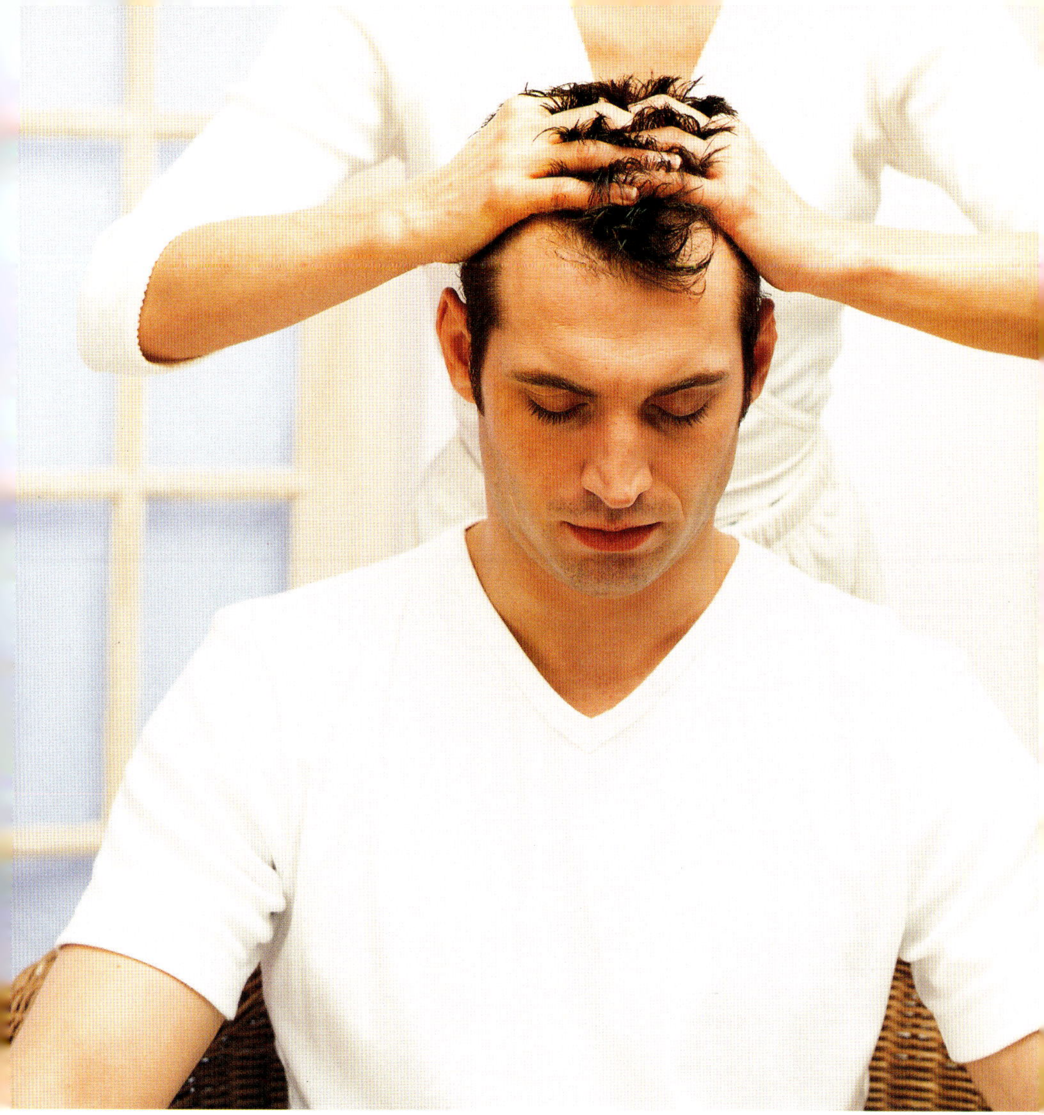

△ 10) Vollständiges Entspannen

Vom Nacken aus fahren Sie durch sein Haar und streichen Höhlung, Scheitelpunkt und Fontanelle sanft aus. Falten Sie Ihre Finger an seinem Scheitel zusammen. Zehnmal wiederholen. Dann bitte Ihre Hände ausschütteln, um Verspannungen und negativen Schwingungen effektiv vorzubeugen.

Thai-Massage

Im Folgenden stelle ich Ihnen eine Auswahl der besten Techniken aus der Thai- sowie der Indischen Massage vor. Die beiden ergänzen sich gut – Thai kann dabei auch als Warming-up für die folgende indische Massage gesehen werden, die in ihren Griffen druckvoller ist. Beide regen die Nervenenden an. Die Tantra-Lehre geht von einem nichtkörperlichen Ansatz aus;, der den Energiefluss ausbalanciert.

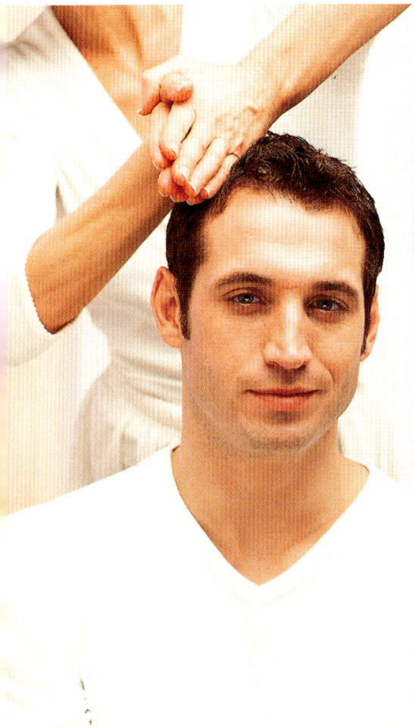

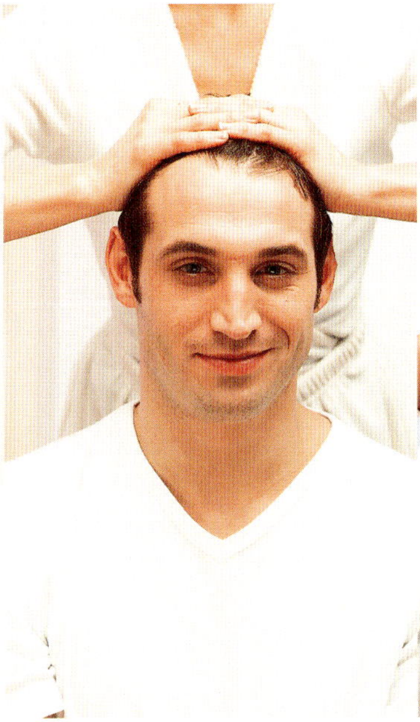

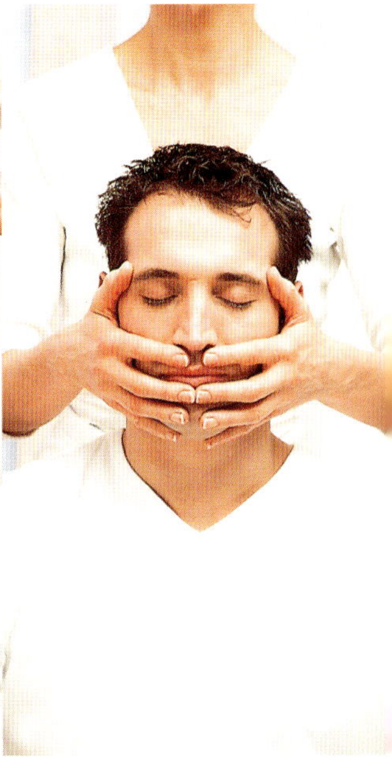

△ 1) Kopf trommeln

Stellen Sie sich hinter Ihren Partner. Legen Sie sanft Ihre Hände auf seine Schultern, um sich zu sammeln. Nehmen Sie sich Zeit, Kontakt zu seinem Atem aufzunehmen.

Legen Sie Ihre Handflächen mit überkreuzten Daumen ineinander. Die Handgelenke völlig entspannt, „trommeln" Sie sanft mit Ihren Handkanten über den gesamten Kopf.

△ 2) Kopf pressen

Die Hände falten und den Scheitel umfassen. Sanft die Handballen an die Außenseiten des Kopfes pressen. Erst halten, dann den Druck mildern.

Ihre Hände liegen um seinen Hinterkopf. Pressen, halten und wieder loslassen.

Nun seinen Kopf nach vorne kippen, Ihre Hände liegen um seinen Nacken. Pressen, halten und loslassen. Jede Übung zwei- bis dreimal wiederholen.

△ 3) Gesicht wiegen

Legen Sie Ihre Finger über seine Augen, die Nase, die Lippen und das Kinn. Zwei bis drei Atemzüge lang halten. Leicht pressen, dann sanft mit den Fingern nach oben zu den Schläfen streichen. Zwei- bis dreimal wiederholen.

Ihre Hände liegen auf seinen Schultern. Er lehnt sich dabei gegen Ihren Körper, um sich abzustützen.

4) Schläfen pressen ▷

Der Kopf des Partners ist aufrecht. Stützen Sie mit Ihrem Körper seinen. Ihre Handballen liegen vor seinen Ohren. Ihre Handflächen liegen auf seinen Schläfen. Streichen Sie langsam und in kreisenden Bewegungen sechsmal von sich weg. Sanft über den Wangenknochen kreisen. Dann immer in den Wangenhöhlen massieren, um so die Gesichtsmuskeln zu entspannen.

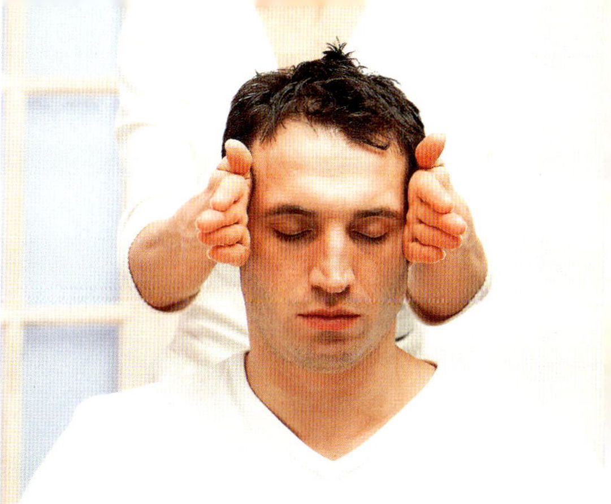

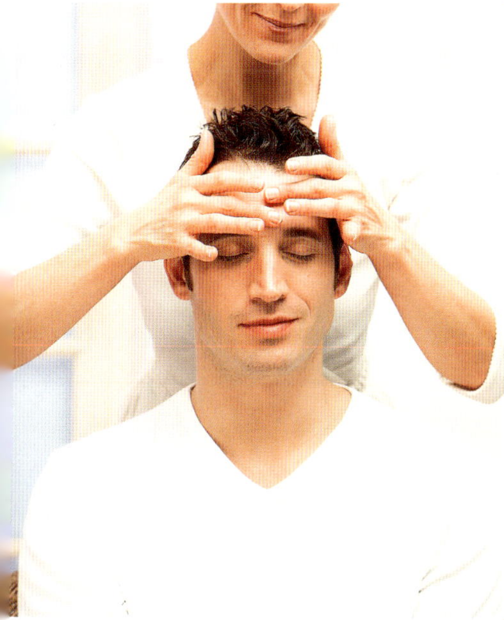

◁ 5) Stirn sanft ausstreichen

Die Finger beider Hände streichen abwechselnd sanft über die Stirn bis zum Haaransatz. Zwei- bis dreimal wiederholen.

6) Kopfhaut kreisend bewegen ▷

Ihre Fingerspitzen pressen seinen Kopf. Ihre Daumen wirken dabei als Hebel. Streichen Sie die Kopfhaut dann mit kleinen, kreisenden Bewegungen. Loslassen und die Finger an einer anderen Stelle am Kopf ansetzen. Auf diese Weise den ganzen Kopf massieren.

Zum Abschluss über das Haar streichen. Dem Partner Zeit zum Entspannen geben.

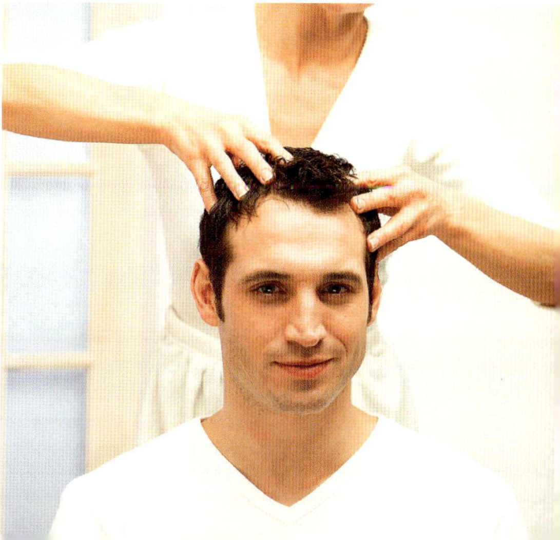

Tantra-Heilung durch die Chakren

Wie Sie im Abschnitt über die Meridiane in der chinesischen und japanischen Medizin gelesen haben, kann Heilung auch ohne körperliche Behandlung oder Massage erzielt werden. Der Vorläufer aller Yoga-Systeme Indiens, das Tantra-System, basiert auf einer Reihe von Chakren, den Rädern der Energie oder der Lotusblumen. Sie sind in den Nerven entlang der Wirbelsäule angesiedelt. Die folgenden Übungen eignen sich also besonders für Menschen, denen körperliche Berührung unangenehm ist. Sie können aber auch zur Vorbereitung anderer Therapieformen dienen. Ausgelassen habe ich die Interaktion mit Vishuddhi, dem Hals-Chakra, da es mir für Anfänger ungeeignet scheint.

Wenn Sie sich für Tantra interessieren, sollten Sie sich mit dem gesamten Tantra-Energiesystem beschäftigen. Dabei bildet der Mensch nur den Energiekanal, nicht die Quelle. Wenn Sie eine Vorstellung des Göttlichen besitzen, vergegenwärtigen Sie sich diese bei den Übungen. Reinigen Sie Ihren Energiehaushalt, bevor Sie jemanden behandeln. Hierfür eignet sich z. B. der Wasserfall sehr gut (siehe Seite 31). Er lässt sich vor und nach der Behandlung visualisieren.

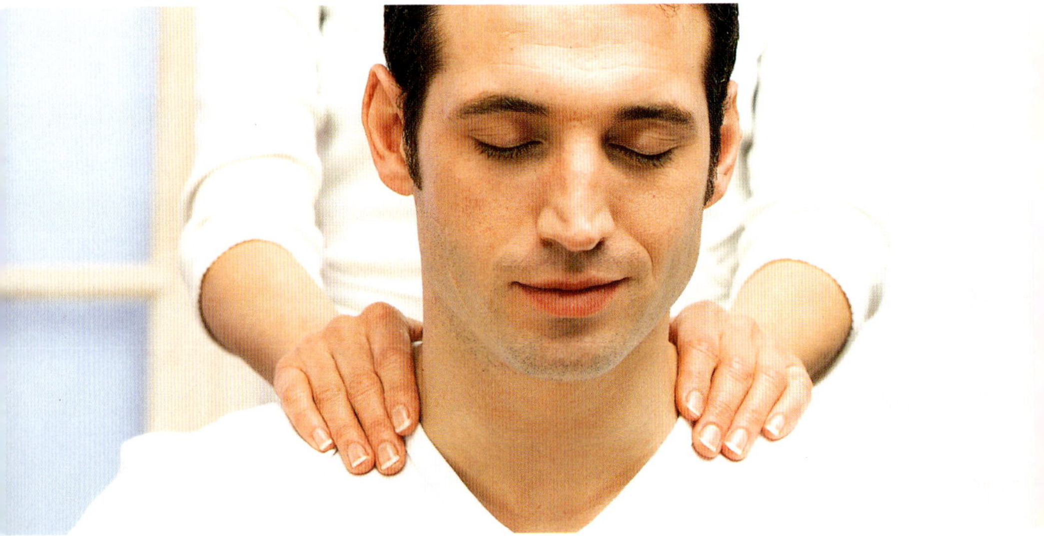

△ 1) Kontakt herstellen

Stellen Sie zunächst sicher, dass Kopf, Nacken und Wirbelsäule des Partners korrekt ausgerichtet sind. Eine sehr subtile, intime Interaktion mit einem anderen Menschen steht bevor. Deswegen frage ich an dieser Stelle immer beim Partner nach, ob alles in Ordnung ist, und bitte ihn, mir umgehend Bescheid zu geben, wenn ihn etwas stört. Legen Sie Ihre Hände sanft auf seine Schultern, um Kontakt herzustellen. Bringen Sie Ihren Atem mit dem seinen in Einklang.

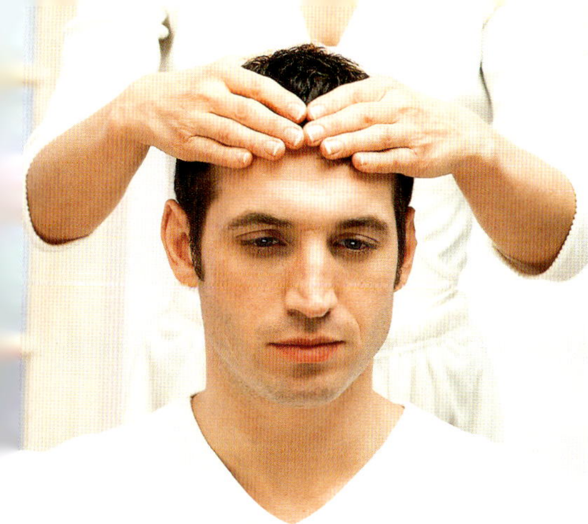

◁ 2) Den Kopf scheiteln: Sahasrara

Der Druckpunkt liegt genau am Scheitel des Kopfes. Es handelt sich hier um den Scheitelpunkt (Mardhi Marma), den Ausgang des Energieflusses Sushumna Nadi. Ich selbst streiche nicht direkt auf diesem Punkt, sondern massiere um ihn herum. Direkter Kontakt muss ohnehin mit keinem der Chakren hergestellt werden. Wenn die Hand etwa 2,5 cm vom Kopf entfernt ist, reicht das schon. Während Sie also das Zentrum umkreisen, stellen Sie sich eine Lotusblüte vor, als Sinnbild der Lebensenergie.

3) Ajna Chakra ausbalancieren ▷

Ajna Chakra, auch als das Dritte Auge oder als Augenbrauen-Chakra bekannt, ist der Massagepunkt der Hypophyse, dem Hauptregulator der Hormondrüsen. Nur bei gesunder Hypophyse herrscht im Körper ein ausgeglichener Hormonhaushalt. Halten Sie Ihre Hand vor das Zentrum. Stellen Sie sich eine blütenweiße Lotusblume vor, die wie ein zweigeteilter Apfel aussieht. Wenn Sie sich mit diesem Chakra-Mantra und dem Ton „Aum" auskennen, zitieren Sie beides leise vor sich hin, während Sie Ihre Energien ausbalancieren.

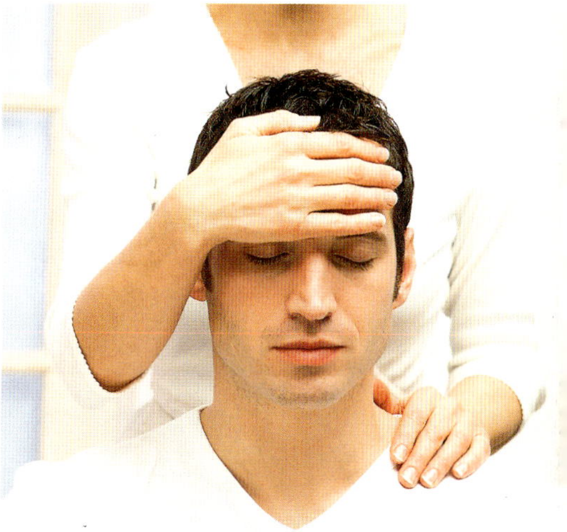

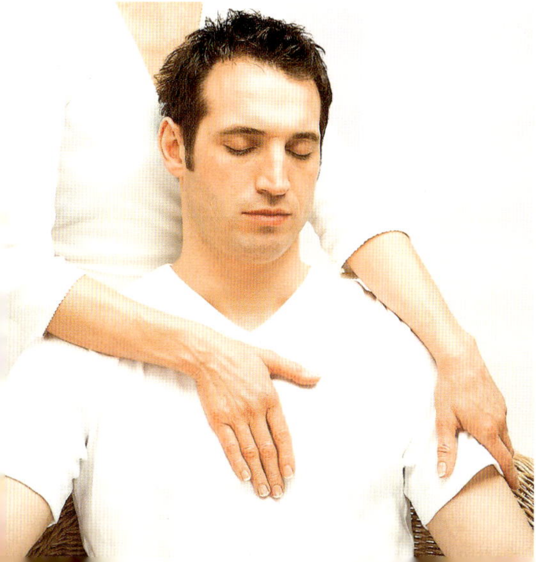

◁ 4) Von Herz zu Herz: Anahata Chakra

Das Herzzentrum oder *Anahata Chakra* ist der Sitz des Mitgefühls und die Quelle des „nicht geläuteten Tons", ein konstanter Ton, der nicht wirklich ist. Der elementare Ton, der mit Anahata assoziiert wird, ist „Yam". Immer wenn Sie zu diesem wichtigen Zentrum Kontakt aufnehmen, entsteht eine starke, energetische Verbindung zu und mit Ihrem Partner. Er kann dann ebenfalls seine Herz-Mitgefühl-Komponente ansprechen.

Rezepte für Peelings und Gesichtsmasken

Eines Tages ist es so weit. Sie blicken morgens in den Spiegel, entdecken ein faltiges, abgespanntes Gesicht und überlegen sich, ob Sie sich nicht ernsthaft Gedanken über ein Liftings machen sollten. Eventuell ist an diesem Punkt Schadensbegrenzung angesagt. Und jetzt die gute Nachricht: Ein jugendliches Gesicht erreicht man nicht über eine Schönheitsoperation. Ein Lachen bewirkt viel mehr. Es ist das schönste Lifting von allen, das nicht nur Ihnen, sondern Ihrer ganzen Umgebung gute Laune macht. Natürlich hilft auch Yoga, Selbst-Massage sowie die Anwendung meiner Peelings und Gesichtsmasken!

* Gesichts-Peeling *(für alle Hauttypen geeignet)*

Inhaltsstoffe 1 TL gemahlene Mandeln oder feines Hafermehl * 1 TL gemahlener brauner Reis * 3-4 TL Gesichtscreme (trockene Haut) oder eine leichte Lotion (fettige Haut) * 2-3 Tropfen Limetten- oder Zitronensaft

Anwendung Die Inhaltsstoffe mit Hilfe eines kleinen Holzlöffels vermengen. Mit einem Rasierpinsel aus Naturborsten auftragen. Halten Sie Ihre Augen geschlossen, während Sie die Maske auftragen. Achtung, nicht auf Augenhöhlen oder Lippen geben. Ist die Maske aufgetragen und sind die abgestorbenen Zellen entfernt, gründlich mit warmem Wasser oder Rosenwasser abnehmen. Mit einem weichen Frotteetuch trockentupfen.

* Meersalz-Peeling *(nicht geeignet für empfindliche Haut)*

Anwendung 1 gestr. TL Salz auf einen angewärmten, feuchten Waschlappen geben. Halten Sie Ihre Augen geschlossen, während Sie das Salz in Ihr Gesicht massieren. Achtung, nicht auf Augenhöhlen oder Lippen geben. Sofort gründlich mit kaltem Wasser abnehmen, das schließt die Poren. Danach mit einem weichen Frotteetuch trockentupfen.

* Natürliches Adstringens *(am besten für fettige Haut geeignet)*

Kann wahlweise nach dem Meersalz-Peeling zur Nachbehandlung eingesetzt werden. Verwenden Sie zerstoßene, reife Birnen als Adstringens bei fettiger Haut. Vorsichtig mit einem Baumwolltuch auftragen, dabei die Augenhöhlen auslassen. Geben Sie der Haut einige Minuten Zeit, die Enzyme zu absorbieren. Nehmen Sie dann die Maske sorgfältig ab. Das Gesicht an der Luft trocknen lassen.

* Gesichtsmaske aus Heilerde *(für alle Hauttypen geeignet)*

Inhaltsstoffe 1 TL Heilerde * 1,5–2 TL Rosenwasser (bei Misch- oder fettiger Haut) * oder eine kleine Menge reichhaltiger Gesichtslotion (bei trockener Haut)

Anwendung Inhaltsstoffe gut miteinander verrühren. Mit einem Bürstchen aus Naturhaar auftragen, dabei Augenhöhlen und Lippen aussparen. Verwenden Sie Rosenwasser, halten Sie die Maske mit geschälten Gurkenscheiben feucht. Etwa 10 Minuten aufgetragen lassen, dann mit angewärmtem Rosenwasser abnehmen. Mit einem weichen Frotteetuch trockentupfen.

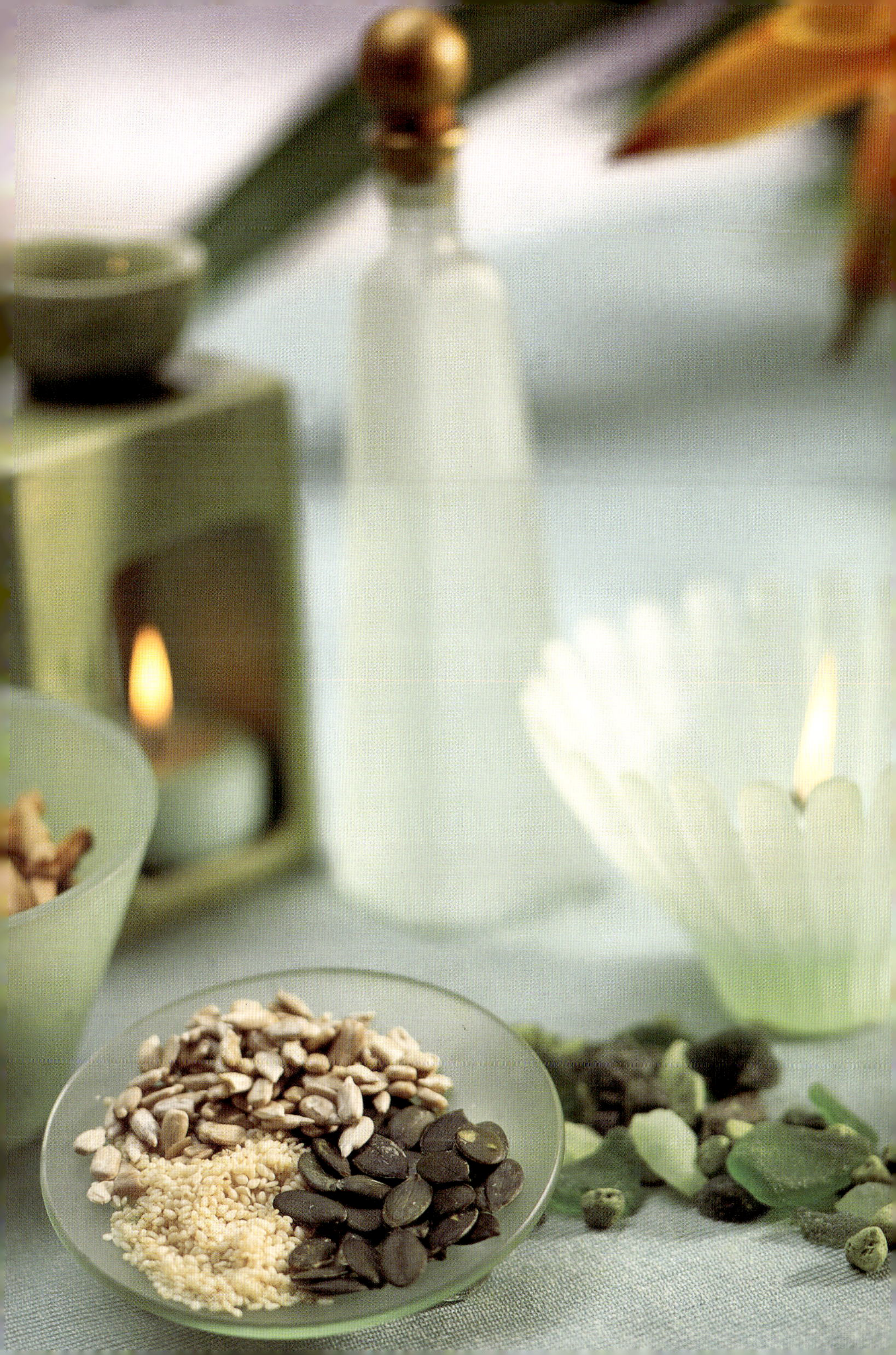

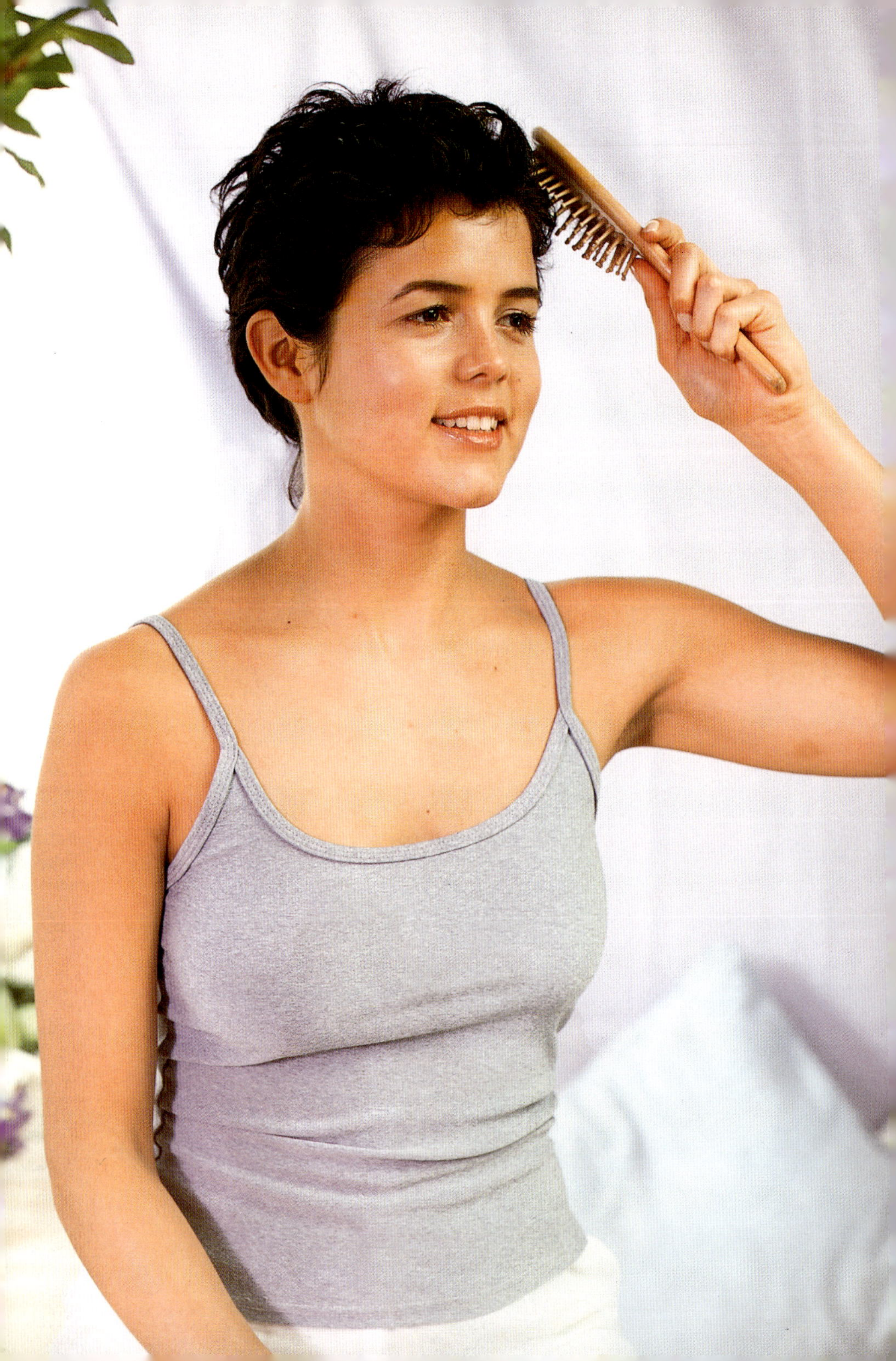

Auf die Spitze getrieben: Haarbehandlungen

Ich schweife zum Ende dieses Buches einfach mal ein wenig ab. Einige der unten aufgeführten Ideen sind vielleicht etwas unkonventionell, aber bei vielen meiner Patienten und Schülern sehr gut angekommen und erfolgreich eingesetzt worden. Ich verwende sie zum großen Teil selbst.

Natürlicher Fettgehalt

Wenn Sie Ihre Haare einmal einige Tage nicht waschen, kommt dies einer Pflegepackung gleich. Denn die Haare verwöhnen sich dann selbst mit eigenen Mineralien und Talgabsonderungen. Wenn Sie ungewaschene Haare nicht ertragen können, stecken Sie Ihr Haar hoch. Bürsten Sie es zweimal am Tag und massieren Sie Ihre Kopfhaut so oft wie möglich, um die Eigenproduktion der wichtigen Nährstoffe anzuregen.

Organische Produkte

Wenn Sie Ihr Haar färben, sollten Sie anorganische Produkte, insbesondere Peroxyde, vermeiden. Waschen und pflegen Sie Ihr Haar mit preiswerten, natürlichen Produkten wie Eigelb (für normales bis trockenes Haar), Eiweiß (für fettiges bis normales Haar) oder einem stärkeren Kräuterprodukt wie Kamille (für fettiges bis normales Haar).

Shampoonieren und auswaschen

Sofern Sie nicht in einer Gegend mit starker Umweltverschmutzung leben, sollten Sie sich die Haare mit Regenwasser waschen. Das ist ideal. Viele wissen nicht, dass man zum Abschluss des Auswaschens kaltes Wasser nimmt: Gerade bei fettigem Haar schließt es unmittelbar die Poren. Waschen Sie Ihr Haar immer sorgfältig aus, jeder Rest Shampoo macht Ihr Haar stumpf und lässt es anfällig für Verschmutzung werden.

Heiße Schlammbehandlungen

Zurzeit sind sehr viele dieser Produkte auf dem Markt. Heiße Schlammbehandlungen sind momentan in Mode, sie sind aber auch wirklich zu empfehlen. Sie sind reich an Mineralien, die unmittelbar von den Haarfollikeln absorbiert werden. Dies schenkt dem Haar Volumen und Glanz.

Natürliche Haarfarbe

An alle, deren Haare ergrauen: Warum färben oder tönen? Lassen Sie Ihre natürliche Haarfarbe durchscheinen! Machen Sie sich nicht zum Sklaven der Kosmetikindustrie. Sie könnten sich sogar einen Kurzhaarschnitt zulegen, um alle durch alte Farbe zerstörten Haarpartien zu entfernen. Ein neuer Haarschnitt bringt ungemeines Selbstbewusstsein. Machen Sie daraus eine Tugend, ergreifen Sie die Initiative!

Pflegepackung auftragen und kämmen

Cremige Kokosmilch oder Kakaobutter sind nicht nur preiswerte, sondern auch sehr gute Haarpackungen. Massieren Sie sie ins Haar ein und warten Sie 15 Minuten, bevor Sie sie wieder ausspülen. Ein weiterer Vorteil: Nach der Behandlung lässt sich das Haar wunderbar von unten nach oben zur Kopfhaut kämmen, statt von oben nach unten, was die Haare angreifen kann.

Glanz ins Haar bürsten

Bürsten Sie gründlich Ihr Haar, erst nur die Spitzen, dann arbeiten Sie sich bis zur Kopfhaut vor. Ideal sind 50 Striche. Setzen Sie Ihre Finger als Bürste ein und benutzen Sie keinen Föhn zum Trocknen.

Eine andere Frisur

Manche Menschen verstecken sich geradezu hinter ihren Haaren und fragen sich dann tatsächlich noch, warum sie so depressiv sind. Wenn man das Haar auch nur ein wenig anders kämmt, stellt man überraschend fest, wie viel das bereits ausmacht. Sie werden sich gleich viel besser fühlen, und deswegen reagiert Ihre Umwelt auch anders auf Sie. Legen Sie besonderen Wert auf Ihr Haar, es ist Ihr Aushängeschild.

Selbst-Massage an Haar und Kopf

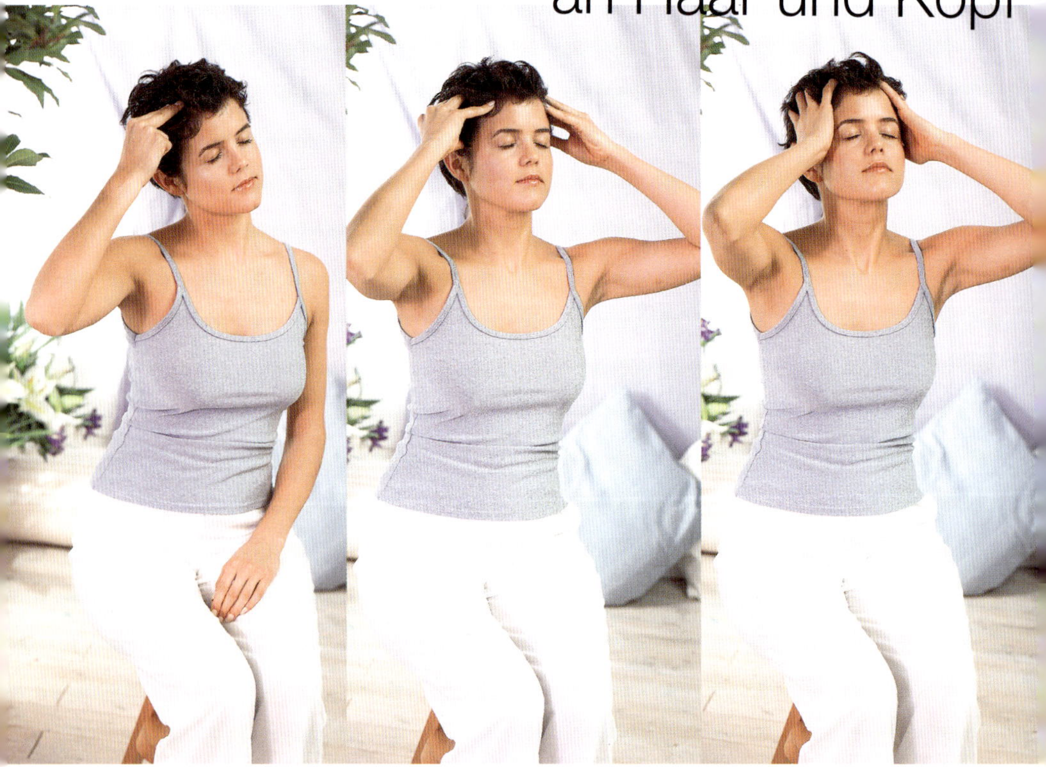

△ 1) Kopfhaut kneten

Mit Zeige- und Mittelfingern die Kopfhaut kreisend massieren, dabei das Haar lüften. Die Übung gibt dem Haar mehr Volumen und stärkt so die Kopfhaut. Sie können damit auch wunderbar verloren gegangene Energien wieder gründlich aufbauen.

△ 2) Effleurage

Mit den Fingerspitzen kleine kreisende Bewegungen auf der Kopfhaut vornehmen. Vom Schädel weg massieren. Auf dem ganzen Kopf wiederholen. Das bringt meist eine sofortige Linderung bei Spannungskopfschmerz. Alternativ einfach am Haar nahe der Kopfhaut ziehen.

△ 3) Kopfhaut streichen

Ihre Hände streichen durch Gesicht und Haare. Vom Nackenansatz bis zum Scheitel massieren. Das verschafft sofortige Entspannung nach einem anstrengenden Tag.

Platz im Geist schaffen

Den Geist klären und besänftigen

Wer einmal auf dem Weg ist, seine Zeit mit Selbstzweifeln zu vergeuden, und sich in endlosen Erklärungsversuchen darüber ergeht, warum und weshalb er so ist, stürzt sich selbst nur in geistiges Chaos und körperliche Erschöpfung. Am schlimmsten ist es dann, wenn Ihre Umgebung Sie plötzlich auch noch meidet. Ein Teufelskreis entsteht, der das Chaos Ihres Geistes verfestigt. Wenn Sie aber immer nach dem besten Ergebnis streben, immer nach dem Besten in den Menschen Ihrer Umgebung suchen, sind Sie dabei, sich geistige Klarheit zu schaffen. Wenn Sie die Einsicht besitzen, dass alles, was geschieht, stets zu unserem Vorteil geschieht und dass Sie aus Erfahrungen nur lernen können, dann sind Sie auf dem besten Weg, geistige Klarheit zu erlangen. Das ist nicht nur so dahingeschrieben – natürlich werden Sie auch vor Erfahrungen zurückschrecken und einige Dinge nicht nur positiv sehen. Aber Sie werden nicht mehr alles negativ einschätzen.

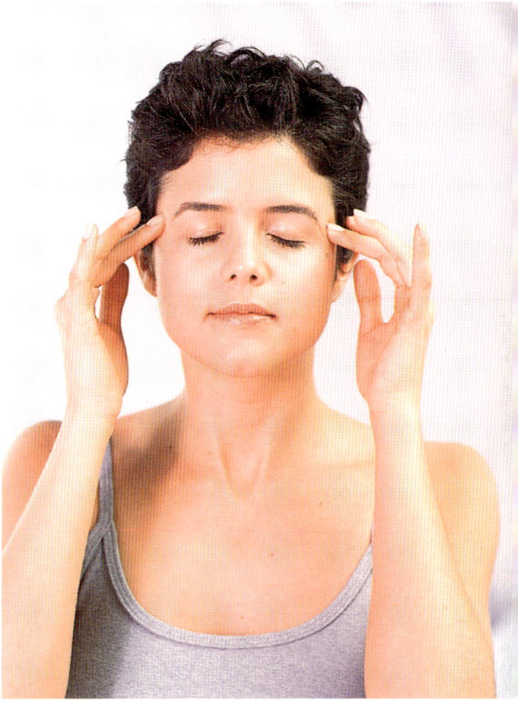

Tratschen ist eine weitere schlechte Angewohnheit, die man vermeiden sollte. Sie kostet nur Zeit und Energie. Wir neigen dazu zu tratschen, wenn wir sonst nicht viel mit unserem Leben anstellen, sondern eher in „Wartestellung" verharren. Seien Sie stattdessen kreativ, tauschen Sie sich mit anderen ehrlich aus. Das ist viel produktiver und spannender. Jemandem in einer bestimmten Situation helfen zu können oder zu akzeptieren, dass man nicht helfen kann, und die entsprechenden Konsequenzen ganz bewusst zu tragen ist ein vernünftiger Wegweiser für ausgesprochen effektive Zeit- und Energienutzung.

Ich empfehle die Bücher von Karen Kingston zur weiterführenden Einarbeitung in das Thema. Metaphysischen Platz zu schaffen ist ein konstanter Prozess, der von uns Geduld, Beharrlichkeit und ruhiges Ausprobieren verlangt. Üben Sie immer nur, so viel Sie können. Geben Sie nicht mit Ihren Fortschritten an, sondern bleiben Sie bescheiden.

Positiv denken

Wenn Sie viele Dinge auf einmal abarbeiten müssen, machen Sie es Schritt für Schritt. Arbeiten Sie eine Sache nach der anderen ab. Denken Sie immer an das, was Sie bereits geschafft haben, bloß nicht an das, was noch unbewältigt vor Ihnen liegt.

Und: Nutzen Sie bei der Neustrukturierung Ihrer Gedanken das Prinzip der positiven Bestätigung. Tantra und Yoga sind immer schon für ein positiv formuliertes Wort, ein Sankalpa, eingetreten. Ein Sankalpa richtet sich an ein kurzfristiges Bedürfnis oder Streben. An unzähligen Beispielen kann ich belegen, dass es wirklich funktioniert.

Liebe verschafft Harmonie und ein Gefühl der Ganzheit unseres Lebens. Die Liebe lässt uns auf unsere innere Stimme hören. Sie klärt immer den Geist und lässt uns aufmerksam nach vorne blicken.

Sankalpa:
Spruch des Tages

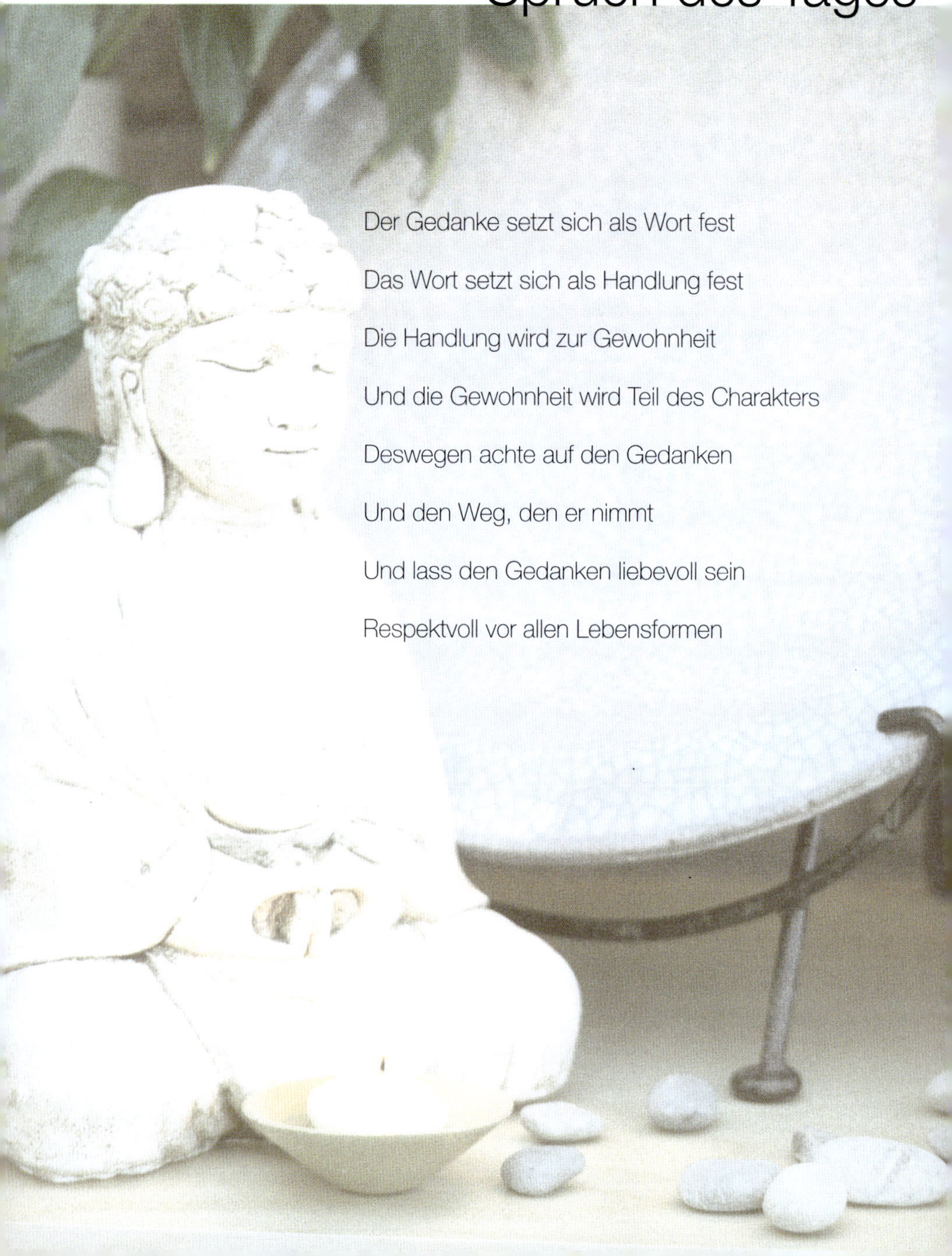

Der Gedanke setzt sich als Wort fest

Das Wort setzt sich als Handlung fest

Die Handlung wird zur Gewohnheit

Und die Gewohnheit wird Teil des Charakters

Deswegen achte auf den Gedanken

Und den Weg, den er nimmt

Und lass den Gedanken liebevoll sein

Respektvoll vor allen Lebensformen

Register